Inhalt

4
Rohe gesättigte Fette 64

5
Happy Brain:
Nahrung für ein glückliches Gehirn 100

6
Leben mit Befreiter Ernährung 124

7
Schwangerschaft, Stillen
und Babyernährung 159

8
Ernährungsmythen und
allgemeine Empfehlungen 196

9
Argumente für und gegen
eine vegetarische Ernährung 213

Gebrauchsanweisung für dieses Buch

Der Zweck dieses Buches ist es, praktische Anleitungen zur Wiedererweckung der eigenen Körperinstinkte zu geben, was uns von aller Verwirrung zum Thema Ernährung befreien kann. Es hat keinerlei Anspruch, wissenschaftlich zu sein, und erfüllt diesen sicher nicht, wenn es um Literaturverweise und andere Elemente wissenschaftlicher Literatur geht.

In den letzten 20 Jahren sind mir unzählige Menschen begegnet, die eine ganze Bibliothek wissenschaftlicher Bücher zur Ernährung gelesen haben und immer noch unsicher sind, was sie wohl am besten essen sollten.

Dieses Buch beruht auf meiner Erfahrung der letzten zehn Jahre und vermittelt ein Ernährungskonzept, dass zum Selbstläufer wird, wenn man es einfach für ein paar Monate ausprobiert. Was weiterführende Informationen angeht, ist zu allem, was ich in diesem Buch erwähne, reichlich Material im Internet zu finden, weshalb ich auf die klassischen Literaturverweise verzichte.

Sachbücher sind in den seltensten Fällen so aufgebaut, dass es für alle Leser Sinn macht, sie von der ersten bis zur letzten Zeile durchzulesen. Dies ist Ihr Buch, es soll Ihnen zu mehr Lebensqualität verhelfen. Wenn es Ihnen zuerst um die wichtigsten Informationen für die Praxis geht, lesen Sie zunächst die Kapitel 2 bis 5, der Rest kann später folgen.

Wenn Sie die in diesem Buch vorgeschlagenen Ideen in der Praxis umsetzen, werden Sie innerhalb weniger Monate von ganz alleine mit dieser Ernährung weitermachen wollen – egal, wie skeptisch Sie am Anfang sein mögen. Eine wirklich gesunde Ernährung ist auch dadurch charakterisiert, dass wir nicht mehr viel über das Thema Ernährung nachdenken, weil unser Körper ganz klar erlebt, dass er alles hat, was er braucht. Exzessives Nachdenken darüber, ob unsere Ernährung auch wirklich gesund ist, Gelüste auf »verbotene« oder ungesunde Nahrungsmittel, Verwirrung angesichts der Vielzahl von widersprüchlichen Ernährungsempfehlungen – dies sind alles deutliche Anzeichen dafür, dass der Körper nicht richtig versorgt ist, dass unsere Zellen nicht wirklich satt werden. Seit zehn Jahren erlebe ich in der Praxis, wie all diese Erscheinungen verschwinden, wenn ein simples Konzept, bestehend aus vier verschiedenen Maßnahmen, umgesetzt wird. Ich nenne diese vier Maßnahmen zusammengenommen »Befreite Ernährung«, weil sie die Befreiung von aller Verwirrung zum Thema Ernährung ermöglichen. Menschen, die vorher viel mit dem Thema Ernährung beschäftigt waren, kommen zur Ruhe. Wer vorher immer wieder neue Ernährungsweisen ausprobiert hat, hört auf damit, weil der Körper wirklich zufrieden ist. Die eigenen Körperinstinkte werden dann als viel intelligenter erlebt als alle Theorien und wissenschaftlichen Aussagen zum Thema Ernährung. Mit solcherart erweckten Körperinstinkten sind wir befreit von allen Sorgen, ob das, was wir tun, auch wirklich gesund ist. Unser Körper besitzt erstaunliche Fähigkeiten, uns klar zu kommunizieren, was richtig für uns ist. Wenn Sie ein paar Monate lang durchführen, was hier vorgeschlagen wird, werden Sie dies auf völlig neue Art erfahren. Mir ist es ein besonderes Anliegen, Ihr Vertrauen in die Weisheit Ihres Körpers und Ihrer Intuition zu stärken. Sie sind von Natur aus dafür ausgestattet, zu wissen, was zu ihrer optimalen Gesundheit und Lebensfreude notwendig ist. Die Thesen und Aussagen in diesem Buch sollen kein neues Dogma werden, sondern eine Einladung sein, die eigene Körperweisheit so klar und deutlich zu erleben, dass alle Aussagen und Bücher – dieses hier eingeschlossen – überflüssig werden.

1

Verwirrung beim Thema Ernährung

Wer sich heutzutage mit dem Thema Ernährung beschäftigt, hat eine gute Chance, nach eingehendem Studium verschiedener Ernährungslehren wesentlich verwirrter zu sein als zuvor. Es gibt eine solch wunderbare Vielfalt an Ideen darüber, was für den Menschen die richtige Ernährung sein soll und fast alle wiedersprechen sich auf herrliche Art und Weise. Da gibt es die Makrobiotik, die vegane Rohkost, Instinkto-, Urkost- und Blutgruppen-Ernährung, Ernährungsempfehlungen nach Ayurveda, TCM (Traditionelle Chinesische Medizin) und der Drüsentypologie, Glyx- und Low-Carb-Diät in allen Variationen, Vollwertkost, Primal Diet usw.

Die Makrobiotiker, Ayurveda- und TCM-Anhänger sehen in gekochtem Getreide ein essenzielles Grundnahrungsmittel, viele Rohkost-Lehren sprechen von den verheerenden schleimbildenden Wirkungen von Getreide. Die Low-Carb-Lehren sehen in dem hohen Früchtekonsum vieler Rohköstler ein ebenso großes Übel wie in dem hohen Stellenwert, den der Reis bei den Makrobiotikern hat, während die Veganer die Betonung von Fleisch in den Low-Carb-Lehren für völlig falsch halten. Die Primal Diet empfiehlt hohe Mengen von rohen Eiern und rohem Fleisch, bei denen sich einem Vollwertköstler der Magen umdreht, wenn er nur davon hört. Die Anhänger der Blutgruppen-Ernährung sagen, dass pauschale Richtlinien nicht sinnvoll sind, weil jeder Mensch gemäß seiner Blutgruppe eine spezielle Ernährung braucht, die aber zu vielen Menschen, die sich nach der individualisierten Dosha-Einteilung des Ayurveda ernähren, nicht passt. Die Instinkto-Therapie lehnt alle Milchprodukte ab, weil Urmenschen auch keine Milch konsumiert haben, während in der Primal Diet Rohmilchbutter ein universales Heilmittel ist und literweise Rohmilch getrunken wird. Die Vollwertkost sieht den Frischkornbrei als unentbehrlich an, während fast jede andere Ernährungslehre rohes Getreide ablehnt. Falls Sie sich bei all dem etwas durcheinander fühlen, seien Sie beruhigt, Sie sind in guter und zahlreicher Gesellschaft.

Nun haben alle diese Ernährungsformen Erfolge vorzuweisen. In den letzten 20 Jahren, in denen ich selbst Ideen über gesunde Ernährung öffentlich vertrete, habe ich Anhänger aller denkbaren und einiger undenkbaren Ernährungsformen getroffen, die durch ihre neue Ernährung erhebliche Gesundheitsverbesserungen, manchmal Heilung schwerer Krankheiten und manchmal sogar Befreiung oder Besserung bei erheblichen psychischen Störungen erfahren hatten. Dabei kann meiner Beobachtung nach eine makrobiotische Ernährung, die überwiegend aus gekochtem Reis und Gemüse besteht, ebenso zur Heilung zum Beispiel von Krebs beitragen wie die Primal Diet, die mit monströsen Mengen an rohen Eiern aufwartet und gekochtes Getreide und Gemüse komplett ablehnt.

Macht es angesichts dieser vielen Widersprüche überhaupt Sinn, nach einer einheitlichen Formel für gesunde Ernährung zu suchen? Ich denke schon, zumindest für unseren westlichen Kulturkreis mit dem hier zu Verfügung stehenden Angebot an Lebensmitteln. Die Erfolge der vielen, zum Teil extrem widersprüchlichen Ernährungssysteme müssen uns nicht verwirren. Es ist möglich, diese Erfolge zu erklären und gleichzeitig einen anderen Weg der Ernährung aufzuzeigen, der meiner Meinung nach dem biologischen und psychologischen Design des Menschen gerecht wird. Manchmal, wenn ich einen Vortrag über Ernährung halte und diese Möglichkeit anspreche, kann ich geradezu den »Der nimmt den Mund aber ganz schön voll«-Blick bei den Zuhörern sehen. Aber es gibt eine ganz einfach Art, die in diesem Buch vorgestellten Ideen zu verifizieren. Meine These ist: Wenn Sie die hier gegebenen Empfehlungen nur wenige Monate ausprobieren, werden Sie von ganz alleine damit weitermachen *wollen*, ohne sich Gründe im Kopf zurechtlegen zu müssen. Ihr Körper wird Ihnen sehr deutlich sagen, dass er mit dieser Ernährung weitermachen will, Ihr Genussempfinden wird sich verändern und die Verwirrung zum Thema Ernährung wird aufhören. Auch wenn Sie sich vorher schon sehr bewusst ernährt haben, werden Sie trotzdem erleben, dass diese Art der Ernährung Ihren Bedürfnissen, Ihrem biologischen Design noch besser gerecht wird. Wenn man nach einigen Monaten einer bestimmten Ernährungsform nicht weitestgehend frei von Verwirrung ist und Disziplin oder Willenskraft aufwenden muss, um sie durchzuführen, ist sie wahrscheinlich nicht wirklich natürlich. Sie haben also nichts zu verlieren – wenn das, was ich hier darlege, stimmt, werden Sie in wenigen Monaten unmissverständliche Beweise am eigenen Körper erleben und von ganz alleine mit dieser Ernährungsweise weitermachen, ohne mentalen Aufwand zu betreiben. Sollte sich dieser Zustand nicht einstellen, ist es nicht die richtige Ernährung für Sie. Meine bisherige Beobachtung in den letzten zehn Jahren zeigt, das über 90 % der Menschen, die mit den in diesem Buch gegebenen Empfehlungen beginnen, damit nach wenigen Monaten von alleine weitermachen – egal, wie skeptisch sie am Anfang waren.

Der unterernährte Mensch:
Warum fast jede alternative
Ernährungsform hilfreich ist

Zunächst einmal wollen wir erkunden, ob es eine gute Erklärung dafür gibt, dass stark widersprüchliche Ernährungslehren zu ähnlich positiven Resultaten führen können. Auch wenn wir heute als Bewohner der westlichen Welt in einer Kultur des Überflusses in Bezug auf Nahrung leben, sind fast alle Menschen heutzutage qualitativ unterernährt. Wer tiefe Atemzüge nimmt, aber dabei die Nase vor den Auspuff eines laufenden Automotors hält, wird sich auch nicht gut mit Sauerstoff versorgen.

Vor einigen Jahren blieb ein Mann mit seinem Auto auf einer abgelegenen Strecke tief in der Wüste von Arizona in den USA liegen und es sollte mehrere Tage dauern, bis er schließlich gefunden wurde. Er hatte kein Trinkwasser bei sich und rettete sein Leben dadurch, dass er das Kühlerwasser aus dem Auto trank. Unter den gegebenen Umständen war dies die gesündere Alternative, denn Dehydration in der Wüste tötet schneller als Frostschutzmittel im Kühlerwasser. Man kann also sagen, dass in dieser Situation Kühlerwasser zu trinken die gesündeste Möglichkeit für diesen Mann war. Das bedeutet natürlich nicht, dass Kühlerwasser mit Frostschutzmittel und weiteren leckeren Chemikalien an sich gesund ist – es entspricht nun wirklich nicht dem biologischen Design des Menschen. Wenn dieser Mann nun nach seinem überstandenen Abenteuer Kühlerwasser als neues Gesundheitsprodukt vermarktet hätte (mit der ja wirklich zutreffenden Aussage: »Mir hat es das Leben gerettet«), dann wäre das wohl eine fragwürdige Schlussfolgerung aus seiner Erfahrung mit den lebensrettenden Eigenschaften von Kühlerwasser.

Der westliche Mensch mit seiner reichhaltigen, aber devitalisierten, vitalstoffarmen Nahrung ist in einem traurigen Zustand der Unterernährung bei vollem Bauch. Unter diesen Umständen ist praktisch jede alternative Ernährungsform hilfreich, weil sie wahrscheinlich gesünder ist als die übliche Ernährung des Durchschnittsmenschen. Nur weil man mit einer bestimmten Ernährungsform eine bessere Gesundheit erlebt als vorher oder vielleicht auch eine lebensbedrohliche Krankheit abwendet, bedeutet das noch lange nicht, dass diese Ernährungsform dem biologischen Design des Menschen entspricht. Es bedeutet lediglich, dass sie eine bessere Alternative zu dem darstellt, was man vorher gegessen hat. Die meisten Menschen heutzutage sind derart katastrophal unterernährt, dass auch Ernährungsformen oder Gesundheitsprodukte, die weit vom Optimum entfernt sind, gesundheitliche Verbesserungen bewirken können. Der menschliche Körper ist ein dankbarer Diener, der jede kleine Verbesserung aufgreift und das bestmögliche daraus macht. Deshalb können viele verschiedene, widersprüchliche Ernährungsformen positive Resultate bewirken – sie alle weisen Vorteile gegenüber der katastrophalen Durchschnittsernährung westlicher Menschen auf. Die erstaunlichen Selbstheilungskräfte, die uns die Natur großzügig zur Verfügung gestellt hat, können auch aus einem kleinen Schritt in die richtige Richtung viel Kapital schlagen. In diesem Zusammenhang sei erwähnt, dass selbst eine Heilung von einer schweren Krankheit keinesfalls beweist, dass die Ernährung (oder andere gesundheitliche Maßnahme), die eine solche Heilung möglich macht, dem Optimum – dem biologischen Design des Menschen – komplett entspricht. Nehmen wir zum Beispiel Krebs, eine Krankheit, die zahlreiche Auslöser haben kann: Vitalstoffmangel in der Nahrung, krebserregende Substanzen, emotionale Traumata und Konflikte, Erdstrahlen, Elektrosmog, radioaktive Belastungen und vieles mehr. Sagen wir, ein Mensch hat Krebs und zehn verschiedene Ursachen haben zur Entstehung der Krankheit in diesem Fall beigetragen. Wenn nun durch eine bestimmte Ernährung oder ein bestimmtes Gesundheitsprogramm drei der zehn Ursachen beseitigt werden, mag dies völlig ausreichen, um es den erstaunlichen Selbstheilungskräften des Körpers zu ermöglichen, den Krebs zu heilen. Leicht verleiten solche Heilungen, wenn sie mit einer bestimmten Maßnahme immer wieder erzielt werden, jedoch zu der Interpretation, dass diese Maßnahme eben *die* Ursache von Krebs angeht und alle Krebsfälle durch diese Ursache entstehen. Deshalb finden wir in alternativen und ganzheitlichen Gesundheitslehren so viele Erklärungen nach dem Motto: »Alle Erkrankungen werden durch XYZ verursacht.« Dabei ist ein Abstellen aller Ursachen einer Krankheit in vielen Fällen gar nicht notwendig, um Heilung zu erzielen.

Verschiedene Ernährungssysteme können oftmals genug von der körpereigenen Selbstheilungskraft freisetzen, sodass Heilung möglich wird, ohne dass diese Ernährung wirklich dem biologischen Design des Menschen vollständig gerecht wird. Eine tiefe dauerhafte Zufriedenheit und ein so natürliches Körpergefühl, dass man mit Freude und ohne Gefühl des Verzichts bei dieser Ernährungsweise bleibt, wird dadurch oftmals jedoch *nicht* erreicht. Auch bei Menschen, die mit einer bestimmten Ernährungsweise zunächst gute Verbesserungen ihres Gesundheitszustandes erzielt haben, gibt es oft auch nach Jahren immer noch ein häufiges Nachdenken darüber, was wirklich gesund ist, oder Zweifel an der eigenen Ernährungsweise, weil der Körper sich nicht wirklich zufrieden fühlt, oder Lust auf all die Dinge, die in dieser speziellen Ernährungsform so absolut verboten sind. Mir sind Makrobiotiker begegnet, die nachts von Pfirsichen träumen, und Rohköstler, die regelrechte Brot- und Kartoffelfressanfälle haben, aber immer weiter daran festhalten, dass die gewählte Ernährungsform richtig sei, weil sie anfangs solch gute Resultate damit erzielt hatten.

Im zweiten Kapitel wird näher darauf eingegangen, wie wir von jeder Form der Verwirrung zum Thema Ernährung befreit werden können. Doch zunächst noch ein kurzer Abstecher zu einem anderen Thema: die altehrwürdigen Gesundheitssysteme und ihr Blick auf das Thema Ernährung. Angesichts der wachsenden Popularität von Ayurveda, TCM und anderen alten ethnischen Gesundheitslehren soll kurz erwähnt werden, wie wir die Weisheit dieser Systeme nutzen können, ohne von ihren Weltbildern begrenzt zu werden.

Ayurveda, TCM, alte Weisheit und Verwirrung

Manche Gesundheitssysteme, die in der jüngeren Vergangenheit sehr populär geworden sind, können ein stolzes Alter von Tausenden von Jahren vorweisen. Dem altindischen Ayurveda, was auf Deutsch soviel bedeutet wie »die Wissenschaft vom Leben«, wird oftmals ein Alter von 5000 Jahren zugeschrieben. Die Traditionelle Chinesische Medizin ist ebenfalls Tausende von Jahren alt und hat uns einen immensen Wissensschatz überliefert. Sicher gibt es diverse weitere altehrwürdige Gesundheitssysteme, aber ich erwähne speziell diese beiden wegen ihrer großen Popularität in der westlichen Welt. Ich selbst nutze das Wissen dieser Systeme und habe großen Respekt für ihre vielschichtige Betrachtungsweise der menschlichen Gesundheit.

Wir tendieren aber auch manchmal dazu, dem Alten und Exotischen besondere Autorität einzuräumen. Ich habe Ayurveda-Anhänger getroffen, die das ayurvedische Wissen zum Thema Ernährung einfach deshalb als über alle Zweifel erhaben ansahen, weil es 5000 Jahre alt ist. Manche der dümmsten Gewohnheiten der Menschheit sind wahrscheinlich noch älter. So sehr ich diese alten Systeme respektiere, ich sehe auch einige erhebliche kulturelle Begrenzungen in ihnen. Als Beispiel dafür möchte ich die Rhythmen der Ernährung anführen, die sowohl im Ayurveda wie auch in der TCM gelehrt werden. In beiden Systemen wird gesagt, dass der Mensch am Abend die geringste Verdauungsenergie hat und deshalb nur ein sehr leichtes Abendessen eingenommen werden sollte. Stimmt – zumindest, wenn man sich so ernährt, wie es die Inder und Chinesen zumeist tun. In Indien ist mir immer wieder in aller Herrgottsfrühe ein so schweres Frühstück angeboten worden, dass ich danach wohl erst mal eine Stunde Ruhe gebraucht hätte, wäre ich auf das Angebot eingegangen. In China sah ich beim Frühstück Chinesen Unmengen an frittierten Nudeln essen oder schwere Mehlbälle, die mir eher als Wurfgeschoss denn als Nahrung geeignet schienen. Mit anderen Worten, die Menschen in diesen Ländern belasten ihren Verdauungstrakt bereits am frühen Morgen mit sehr schwerer und meistens komplett denaturierter Nahrung. Mittags geht das dann fröhlich weiter, in Indien und China wird fast alles gekocht und viel frittiert. Dass bei solchen Torturen am Morgen und Mittag dem armen Verdauungstrakt dann abends die Energie ausgeht, ist nicht weiter verwunderlich. Natürlich profitieren Menschen, die bereits morgens und mittags schwere Nahrung gegessen haben, davon, wenn sie auch mal kürzertreten. Die Beobachtung von der schwachen Verdauungsenergie am Abend ist also nicht falsch, sie gilt aber eben nur unter bestimmten Umständen.

Im antiken Griechenland war auch bekannt, dass der Mensch nicht dreimal täglich schwere Mahlzeiten essen sollte. In der griechischen Kultur, in der ein gesunder und gut entwickelter Körper geradezu kultisch verehrt wurde und Naturheilkunde eine hochentwickelte Wissenschaft war, aßen die Menschen tagsüber gewöhnlich sehr leicht. Rohes Gemüse, Früchte, Oliven, Rohmilch-Schafskäse, leicht verdauliche und vitalstoffreiche Rohkost gab den Menschen tagsüber genug Kraft, ohne zu belasten. Abends wurde dann mit richtig großem Hunger eine größere Mahlzeit gegessen. Dieser Rhythmus ist ebenso gut wie jeder andere, der dem Körper irgendwann am Tag Pausen von schwerer Verdauungsarbeit gönnt. Sowohl die für ihre unglaubliche körperliche und geistige Kraft bekannten Krieger Spartas wie auch später die römischen Legionäre aßen tagsüber kleine Mengen an gekeimtem Getreide und erst nach getaner Arbeit (Training, Märsche oder Schlachten) wurde eine richtige Mahlzeit gegessen. Ori Hofmekler hat auf der Basis dieser antiken Ernährungsrhythmen ein ganzes Ernährungssystem begründet, das er »Warrior Diet« (Ernährung der Krieger) nennt und das vielen Menschen sehr gut tut. Dabei werden abends erstaunliche Mengen an Nahrung verzehrt, aber eben nach einer längeren Periode des Hungers und der Tätigkeit. Die Verdauung von Menschen, die einem solchen Rhythmus folgen, leidet keineswegs. Die Beobachtungen der TCM oder des Ayurveda sind also nur zutreffend in einer Kultur, in der das Essen größerer Mahlzeiten bereits früh am Tag beginnt. Aus vielen Gründen, die ich später noch ausführen werde, halte ich den Rhythmus der alten Griechen für die meisten Menschen in unserem Kulturkreis für wesentlich vorteilhafter. Wir haben nur dann abends eine schwache Verdauungsenergie, wenn wir gar keinen echten Bedarf an Nahrung mehr haben. Erzeugen wir aber diesen Bedarf tagsüber, ist abends unser Verdauungsfeuer kraftvoll. Wir sollten also bei allem Respekt für die Weisheit alter Gesundheitssysteme nicht an der Tatsache vorbeischauen, dass sie auch von kulturellen Gegebenheiten geprägt wurden und wir heute Zugang zu einem größeren Spektrum an Wissen haben.

Zusammenfassung von *Verwirrung beim Thema Ernährung*

- Gesundheitliche Verbesserungen lassen sich mit vielen Arten der Ernährung erzielen, die weit vom Optimum für den Menschen entfernt sind.

- Traditionelle Ernährungslehren enthalten oft viel Weisheit, aber auch Begrenzungen aufgrund kultureller Gegebenheiten.

- Wer beim Thema Ernährung verwirrt ist, hat ganz offenbar noch nicht die Ernährungsform gefunden, die wirklich dem biologischen Design des Körpers entspricht.

- Um von der Verwirrung beim Thema Ernährung befreit zu werden, genügen Informationen nicht, vielmehr muss es eine überzeugende körperliche Erfahrung idealer Ernährung geben.

2

Zelluläre Sättigung:
das Ende aller Verwirrung

Der traumatisierte Ernährungsinstinkt

Durch Information allein lässt sich die Verwirrung in Bezug auf das Thema Ernährung nicht wirklich beseitigen. Der wahre Grund, warum ein Mensch diese Verwirrung erlebt, besteht darin, dass er/sie noch nicht die Erfahrung wirklicher zellulärer Sättigung gemacht hat. Es ist der unbefriedigte, weil unzureichend ernährte Körper, der den Geist in dieser Frage unruhig macht. Wer einmal eine gewisse Zeit lang das erlebt, was ich zelluläre Sättigung nenne, kommt in Bezug auf Ernährung völlig zur Ruhe. Unser Körper weiß dann einfach in einer solch unmittelbaren Klarheit, was uns wirklich gut tut, dass sich Diskussionen und Zweifel erledigt haben.

Wenn unser Körper diese Fähigkeit hat, warum kann dann nicht einfach jeder Mensch seinem Körpergefühl folgen? Genau dies ist eine Schlussfolgerung, die viele Menschen treffen, die von der ganzen Verwirrung genug haben und berechtigterweise der Meinung sind, dass es der eigene Körper doch am besten wissen müsste. Im Prinzip ist das eine gute Idee, die jedoch einen kleinen Haken hat: In einem Zustand zellulärer Unterernährung kann der Körper gar nicht wissen, was ihm gut tut. Zelluläre Unterernährung, die bei einer totalen Überversorgung an Kalorien existieren kann und nichts mit Unterernährung im herkömmlichen Sinne zu tun hat, ist eine Art von Trauma für unseren Körper. Wenn wir uns einmal den Traumabegriff aus der Psychologie ausborgen, können wir ihn auf sinnvolle Weise für das Thema Ernährung abwandeln. Ein Trauma der Psyche entsteht, wenn ein Erlebnis nicht richtig verarbeitet werden kann, weil es zu viel, zu schnell, zu intensiv in Bezug auf bestimmte Gefühle wie Schmerz, Angst, Orientierungslosigkeit etc. ablief. Mit einem starken Trauma in einem bestimmten Bereich versehen, kann die Psyche leicht eine Art von Radar entwickeln, der sie immer wieder zu ähnlichen, schmerzhaften Erlebnissen führt. Es ist zum Beispiel hinreichend bekannt, dass Frauen, die als Kind körperlich misshandelt wurden, sich oft gewalttätige Männer als Partner aussuchen. Wenn sie eine therapeutische Aufarbeitung ihres Traumas aus der Kindheit durchlaufen, können sie dieses Muster meistens hinter sich lassen und einen liebesfähigen Mann finden.

Ähnlich verhält es sich mit dem durch Unterernährung traumatisierten Körper. Zelluläre Unterernährung ist traumatisch, weil

- Kalorien (Fette, Proteine, Kohlenhydrate) zugeführt werden, ohne die entsprechenden natürlichen Vitalstoffe (Mineralien, Vitamine, Spurenelemente, Phytosubstanzen, Enzyme etc.) und ohne die Lebensenergie, die in frischer, lebendiger Nahrung enthalten ist;
- der Körper permanent improvisieren und kompensieren muss, um irgendwie einen halbwegs funktionierenden Stoffwechsel hinzubekommen;
- unnatürliche Nahrung darüber hinaus eine gewaltige Menge an artfremden Substanzen enthält, die zu einer permanenten entzündlichen Stoffwechsellage führen, toxisch belasten und mit großem Aufwand des Immunsystems und anderer Funktionen davon abgehalten werden müssen, zu großen Schaden zuzufügen;
- stark verarbeitete Produkte oftmals Excitotoxine enthalten, die

Gehirnzellen derart erregen, dass es zum Zelltod kommt. Zu diesen Excitotoxinen gehören Geschmacksverstärker und künstliche Süßstoffe, die in sehr vielen Fertigprodukten enthalten sind, oftmals getarnt durch Bezeichnungen wie »Gewürzmischung« oder »hydrolisiertes Eiweiß«. Excitotoxine führen zu einer derartigen Übererregung des Geschmackssinns, dass jeglicher natürlicher Instinkt für Nahrung unterbunden wird.

All dies führt zu einem dauerhaft überhöhten Stressniveau im Körper. Wie gut sind wir in der Lage, bei psychischem Dauerstress sinnvolle Entscheidungen zu treffen? Wie gut funktioniert unsere Intuition unter extremem Stress? Diese Beobachtungen, die wir aus dem Bereich der Psyche kennen, lassen sich auf die zelluläre Körperintelligenz in Bezug auf Ernährung übertragen. Zellulärer Stress, verursacht durch Unterernährung, bringt uns in einen Extremzustand, in dem wir dann extreme Geschmacksreize oder extreme Wirkungen bestimmter Nahrungsmittel als angenehm empfinden – ähnlich, wie eine stark traumatisierte oder gestresste Psyche die betäubende Wirkung von Alkohol oder Drogen als angenehm empfindet. Ein typisches Beispiel hierfür ist die Lust auf Zucker und Süßigkeiten. Der Konsum von raffiniertem Zucker führt zu einer kurzfristigen Ausschüttung von Serotonin und Beta-Endorphinen im Gehirn, allerdings nur dann, wenn es an diesen wichtigen Wohlfühl-Molekülen mangelt. Wer genügend Serotonin und Beta-Endorphine auf natürliche Weise produziert, wird kein suchtartiges Verlangen nach Süßigkeiten haben und ihren Geschmack eher als unangenehm »stechend«-süß empfinden – nichts, was man regelmäßig haben oder sich mit Willenskraft verbieten muss.

Das Wort Stress assoziieren immer noch viele Menschen mit einem klar empfundenen Zustand. Dabei kann unser Nervensystem sich an ein unglaubliches Niveau von zellulärem Stress anpassen, sodass wir uns subjektiv ganz wohl fühlen. Regelmäßige Lust auf Zucker oder andere sehr stark denaturierte Nahrungsmittel wird dann als normal und menschlich angesehen, aber diese Gelüste sind Anzeichen für extremen zellulären Stress und eine Gehirnfunktion weit

NITROSATIVER STRESS:
DAS GESUNDHEITSPROBLEM UNSERER ZEIT

(In Analogie zum oxidativen Stress, bei dem freie Sauerstoff-Radikale das Gleichgewicht im Körper zugunsten oxidationsfördernder Prozesse verschieben, spricht man bei der überschießenden Bildung des Radikals Stickstoffmonoxid und seiner Folgeprodukte Peroxinitrit, Nitrotyrosin und Nitrophenylessigsäure vom nitrosativen Stress.)

Klassische Krankheitsbilder reichen in der heutigen Zeit nicht aus, um die Gesundheitsprobleme der Menschen zu beschreiben. Eine wachsende Anzahl von Menschen weist zwar kein klassisches Krankheitsbild auf, aber Wohlbefinden und körperliche Funktionen sind auf vielfältige Weise eingeschränkt. Dies hängt in erheblichem Ausmaß mit nitrosativem Stress zusammen, einer übermäßigen Umwandlung von Stickoxid in Peroxinitrit.

Stickoxid hat zahlreiche natürliche Funktionen im Körper. Bei einer krankhaften Stoffwechsellage wird es vermehrt zu Peroxinitrit abgebaut, das hochgradig toxisch ist. Peroxinitrit kann die meisten Enzyme im menschlichen Organismus blockieren und so jedes Organ und jede Körperfunktion schädigen. Nitrosativer Stress beeinträchtigt die Energiegewinnung in den Mitochondrien, den Zellkraftwerken, und kann zum Burnout-Syndrom führen und eine Vielzahl von Erkrankungen verursachen.

Oft werden eine vitalstoffarme Ernährung und emotionale Belastungen als Ursachen für nitrosativen Stress angeführt. Eine unterschätzte, aber ebenso wichtige Ursache ist das Essen ohne echten Nahrungsbedarf. Fehlen gesunde Zyklen von Hunger und Sättigung, wird die Entstehung von nitrosativem Stress erheblich begünstigt. Die Beachtung dieser Zyklen vervollständigt die vielen guten Informationen, die es zu diesem Thema bislang gibt. ∎

unter dem Optimum. Geschmack ist nicht etwas, was Nahrungsmittel an sich enthalten, die Erfahrung von Geschmack ist eine aktive Reaktion des Gehirns auf Nahrung. Was uns gut schmeckt, wonach wir verlangen, hat sehr viel damit zu tun, in welchem Zustand sich unsere Zellen und unser Gehirn befinden.

Wenn wir natürliche Nahrung zu uns nehmen, führt die daraus resultierende zelluläre Sättigung dazu, dass wir nicht mehr das Gefühl haben, auf etwas verzichten zu müssen. Im Gegenteil: Verzicht, das Gefühl, etwas essen zu wollen und sich den Genuss aus Vernunftgründen zu versagen, ist ein untrügliches Zeichen dafür, dass zelluläre Unterernährung besteht.

Würde man einfach nur empfehlen, dass Menschen ihrem Körpergefühl folgen sollten, wenn sie ihr Essen auswählen, dann würde das hohe zelluläre Stressniveau bei den meisten zu einer ganz und gar nicht gesunden Ernährung führen. Gibt es eine andere Möglichkeit, als nur entweder der ungesunden Dekadenz zu frönen oder den Drang nach ungesunder Nahrung mit Willenskraft oder Vernunft zu bezwingen? Ja, es gibt sie in der Tat. Eine Ernährungsweise, die von Anfang an zelluläre Sättigung bewirkt, beendet das Problem auf elegante Weise.

Die Zyklen von Hunger und Sättigung

Der erste Schritt zum Erleben zellulärer Sättigung betrifft nicht die Auswahl dessen, was wir essen. Unsere Nahrungsauswahl ist natürlich immens wichtig und wird in den folgenden Kapiteln ausführlich behandelt. Aber auch die perfekte Nahrung führt erst dann zu tiefer zellulärer Sättigung, wenn wir echten Bedarf nach Nahrung haben. Die meisten Menschen heutzutage essen aus Gewohnheit zu bestimmten Zeiten. Hunger kann bei zellulärem Stress sehr unangenehm sein, denn er geht dann oft mit Schwäche, Gereiztheit und einem niedrigen Blutzuckerspiegel einher. Bei einer wirklich natürlichen Ernährung ist Hunger ein wunderbares, gesundes Körpergefühl, dass für unsere natürlichen Instinkte eine entscheidende Rolle spielt.

Der menschliche Organismus ist ein komplexes Wunderwerk, das in seiner Gesamtheit vielleicht nie vollständig zu verstehen sein wird. Es gibt aber ein tiefes Verständnis für die natürlichen Rhythmen unserer Stoffwechselvorgänge, aus dem heraus die Bedeutung von gesundem Hunger im Wechsel mit Sättigung erkannt werden kann. Zwei Botenstoffe verdienen hier besondere Aufmerksamkeit, weil sie Schlüsselrollen in Bezug auf körperliche und geistige Leistungsfähigkeit, die Fähigkeit zur Entspannung und Regeneration sowie die Erhaltung einer robusten Gesundheit und Stressresistenz spielen: cAMP und cGMP.

Wenn wir echten Hunger verspüren, ohne durch falsche Ernährung an Vitalstoffmangel oder Blutzuckerschwankungen zu leiden, produziert unser Körper cAMP, was eine Produktion von Adrenalin und Glucagon nach sich zieht, die unseren körperlichen und geistigen Anforderungen, die wir gerade zu bewältigen haben, angemessen ist. Wenn bei dem Begriff Adrenalin automatisch die Assoziation zu Stress geweckt wird, so ist es wichtig zu verstehen, dass die *richtige Dosis* an Stress ein entscheidendes Kriterium für Gesundheit ist. Unterernährte Menschen schwanken zumeist zwischen übermäßigem Stress im Bereich des Stoffwechsels und der sich anschließenden Erschöpfung. Durch zelluläre Sättigung wandeln sich diese Zyklen zu gesundem Stress und wirklicher Entspannung. Gesunder Stress wird unter anderem durch Hunger stimuliert und verleiht uns die Fähigkeit, körperliche und geistige Aufgaben zu bewältigen. Gesunder Hunger macht uns wach und fit und stimuliert komplexe Stoffwechselprozesse, die letztlich zu Sättigung und Entspannung führen. Damit dies so funktionieren kann, müssen sich beide Phasen wirklich abwechseln. Der Normalzustand fast aller Menschen ist heutzutage eine Überlagerung beider Zyklen, was zu verminderter Leistungsfähigkeit und der mangelnden Fähigkeit führt, sich zu entspannen und zu regenerieren. Der gesunde Ernährungsinstinkt hat da keine Chance mehr.

Der erste Schritt zu einer Wiedererweckung des natürlichen Ernährungsinstinkts besteht im Zulassen von Hunger als einem wünschenswerten Körpergefühl. Sättigung mit wirklich dem biologischen Design entsprechender Nahrung erlaubt, gesunden Hunger zu fühlen, der kein extremer Mangel ist und daher nicht der unangenehmen Empfindung von Mangelhunger gleicht (die Art von Hunger, die gerne zu Fressanfällen oder ungesunder Nahrung verleitet). Zelluläre Sättigung kann schwerlich stattfinden, wenn eine nicht dem echten Bedarf entsprechende Menge an Nahrung zugeführt wird. Unsinnige Gewohnheiten, wie reichlich zu frühstücken, auch wenn man keinen Hunger hat, nur weil irgendjemand behauptet, das sei wichtig, müssen der Vergangenheit angehören, wenn wir zelluläre Sättigung erleben wollen. Gesunde Rhythmen von Hunger und Sättigung sind etwas sehr Individuelles und müssen sich durch die eigene Erfahrung zeigen – vorgegebene Schemata passen da selten.

Die Ausschüttung von cAMP regt den Körper zu einer Vielzahl von Stoffwechselprozessen an, die dafür sorgen, dass wir auch bei zeitweiligem Nahrungsmangel leistungsfähig sind, das heißt, einen stabilen Blutzuckerspiegel haben und effektiv Fett verbrennen können. Das flaue, schwache Gefühl, das viele Menschen mit Hunger assoziieren und das verbreitete Problem der Unterzuckerung (Hypoglykämie) sind Symptome dafür, dass sich die natürlichen Rhythmen von cAMP und cGMP nicht wirklich abwechseln, sondern überlagern. Der Mensch hat, ebenso wenig wie irgendein anderes Säugetier, keinerlei natürliche Veranlagung, ständig Nahrung zu brauchen. Zum natürlichen Leben gehören Zeiten von Nahrungsmangel und kurzfristige Knappheit von Nahrung; ein Lebewesen, bei dem das sofort zu Schwäche führen würde, hätte in der Natur kaum Chancen zu überleben. Außerdem steckt eine tiefe Logik hinter der leistungsfördernden Wirkung von Hunger. Vielleicht haben Sie schon einmal Fotos von Gazellen gesehen, die unweit von Löwen grasen. Diese Löwen sind satt und faul und daher keine Bedrohung für die Gazellen, die offensichtlich Signale wahrnehmen können, die dies deutlich machen. Hunger aktiviert durch cAMP einen sogenannten Transkriptionsfaktor, das Protein Foxa2. Die Aktivität von Foxa2 löst Tätigkeitsdrang aus. Das bedeutet ganz einfach, dass unsere Biolo-

BEWEGUNG UND GESUNDER HUNGER – DIE PERFEKTE KOMBINATION

Körperliche Bewegung und leichtes Hungergefühl ergänzen sich perfekt, um die natürlichen Energiezyklen zu optimieren. Eine vitalstoffreiche Nahrung ermöglicht es dem Körper, bei Hunger sehr leistungsfähig zu sein. Den Körper in einer gesunden Hungerphase zu stimulieren und zu fordern, regt die Produktion des Wachstumshormons HGH mit größter Effektivität an. Wichtig ist es dabei, die richtige Mischung zwischen Anforderung und Anerkennen der eigenen Grenzen zu finden. Ein Übertraining im Kraft- oder Ausdauerbereich reduziert die HGH-Produktion eher, als dass es sie steigert.

Typische Symptome für ein Übertraining sind Lustlosigkeit und Gereiztheit. Sehr hilfreich ist es, wenn Training auch immer Körpergefühl, Balance oder Koordination erfordert. Oft gibt es eine Überbewertung von Kraft und Ausdauer und eine Vernachlässigung des Körpergefühls. So sind Kraftübungen mit dem eigenen Körpergewicht wesentlich gesünder als Übungen, bei denen einzelne Muskelfunktionen an Maschinen trainiert werden. Laufen in unebenem Gelände ist sinnvoller, als immer asphaltierte Wege zu nehmen. Auch Energieübungen wie Qigong, Taiji oder Yoga werden durch leichten Hunger wirksamer.

Wenn auf körperliche Bewegung in einer Hungerphase dann recht zeitnah die Aufnahme hochwertiger Nahrung folgt, ist die Verwertung dieser Nahrung optimal und es kommt zu einem idealen Übergang zur Entspannungsphase. Auf diese Weise können wir den Hormonhaushalt, die Ausschüttung der Neurotransmitter und die körperliche Regeneration optimieren. ■

gie so beschaffen ist, dass Hunger uns aktiv macht, damit wir in der Lage sind, Nahrung zu beschaffen. Keine Gazelle würde in der Nähe eines hungrigen Löwen grasen. Kein Löwe würde jagen, wenn sein Foxa2 abgeschaltet ist, nur zivilisierte Menschen (und unsere armen überfütterten Haustiere) essen, ohne dass Hunger vorhanden ist. Nun sind die Tätigkeiten der meisten Menschen heutzutage keine direkte

Nahrungsbeschaffung mehr, sondern indirekte Wege, den Lebensunterhalt zu verdienen. Dennoch greift das gleiche biologische Prinzip: Wenn wir studieren, Büroarbeit erledigen, Teamsitzungen leiten, Hausarbeit machen und die Kinder betreuen, aktiviert Hunger die direkte Verbindung zwischen cAMP und Foxa2, damit wir Energie bekommen. Dieser Punkt ist so wichtig, dass er etwas mehr Beachtung verdient. Ich schlage vor, dass Sie die folgenden Beschreibungen der Energierhythmen nicht so sehr mit der Absicht lesen, sich alles intellektuell zu merken, sondern sie mehr mit Ihrem Körpergefühl aufzunehmen. Was hier beschrieben wird, spielt eine Schlüsselrolle in Ihrem Körper und stellt einen wesentlichen und fast immer übersehenen Aspekt echter vitaler Gesundheit dar.

Ein typisches Frühstück mit Brot oder Brötchen oder Müsli und Kaffee, ohne wirklichen Nahrungsbedarf, ist ein denkbar ungünstiger Start in den Tag. Wenn kein echter Hunger verspürt wird, hat der Körper gar keine Gelegenheit, cAMP zu stimulieren, um die damit einhergehende Produktion von Neurotransmittern und Hormonen einzuleiten, die uns wach und leistungsfähig machen. Stattdessen gibt es eine unnatürliche Aktivierung von Adrenalin durch Kaffee, denn ohne das gleichzeitige Vorhandensein von cAMP, Glucagon, HGH und anderen Substanzen, die durch gesunden Hunger stimuliert werden, führt Adrenalin zu einer Wachheit, die immer auf Kosten der Gesundheit geht. Gleichzeitig stimulieren die Kohlenhydrate aus Brot, Brötchen oder Müsli die Produktion von cGMP, was für den Körper ein Signal ist, sich zu entspannen. Außerdem wird als Reaktion auf die Kohlenhydrate Insulin ausgeschüttet, was ein biochemisches Signal für den Körper ist, Foxa2 abzustellen. Warum sollte der Körper auch Aktivitätsdrang mobilisieren, wenn er gerade gefüttert wurde? Denken Sie an den satten Löwen, auch die leckerste Gazelle in der Nähe wird seinen biologischen Jagdtrieb nicht aktivieren, wenn er gerade keinen Hunger hat. Dabei ist es in Bezug auf die Energierhythmen des Körpers nicht wesentlich besser, ob Bio-Getreidebrei oder Frischkornbrei oder allerbestes selbstgebackenes Brot verzehrt werden. Natürlich sind solche hochwertigen Produkte immer wegen ihres Vitalstoffreichtums den vitalstoffarmen gezuckerten Fertigmüslis oder Broten aus minderwertigen Auszugsmehlen vorzuziehen. Aber es ist wichtig zu erkennen, dass auch hochwertige Nahrungsmittel nur dann wirklich gut für uns sind, wenn der körperliche Bedarf zu ihnen passt. Ohne Hunger wird auch die wertvollste Nahrung zu einem Stressauslöser für den Körper.

Ein Mittagessen aus hauptsächlich gekochter Nahrung macht müde, denn Kochen führt zu strukturellen Veränderungen von Molekülen, wodurch das Immunsystem aktiviert wird. Man muss keineswegs zum reinen Rohköstler werden, wenn man gesund leben will, aber gekochtes Essen zu sich zu nehmen, wenn man danach noch einen ganzen Nachmittag arbeiten will, ist ungünstig. Unser Immunsystem muss einige Arbeit leisten, um die strukturell veränderten Moleküle der gekochten oder anderweitig erhitzten Nahrung aufzufangen, denn sonst würden diese im Körper einiges an Chaos anrichten. Die Nachmittagsmüdigkeit ist ein Phänomen, das viele Menschen als normal hinnehmen und oftmals mit Willenskraft oder Kaffee oder beidem bekämpfen. Dabei ist diese Müdigkeit in einem erheblichen Ausmaß einfach ein Zeichen schlechter Energierhythmen im Körper und lässt sich deutlich reduzieren. Wenn nach einer Nahrungsaufnahme ohne echten Bedarf morgens und mittags dann noch ein Abendessen kommt, ist der Körper überhaupt nicht mehr in der Lage, irgendwann in einem gesunden Maß cAMP zu produzieren und Foxa2 zu aktivieren. Zusätzlich werden Leber und Dickdarm durch den Überfluss an Nahrung und die fehlenden Hungerzeiten überlastet und ersticken in ihren Stoffwechselprodukten bzw. in unverdauter Nahrung, die im Dickdarm dann leicht Fäulnisherde entstehen lässt. Eine permanente Übersättigung mit Nahrung und ein Mangel an gesunden Hungerzyklen haben auch erhebliche Auswirkungen auf den Hormonhaushalt. Bei Frauen sind Menstruation und Wechseljahre eher mit Beschwerden verbunden, wenn gesunde Hungerzyklen fehlen und zu oft Insulin wegen häufiger Kohlenhydratzufuhr ausgeschüttet wird. Hunger zu genießen und tagsüber vitalstoffreiche Rohkost zu essen, die die positiven hormonellen Auswirkungen des Hungerzyklus kaum beeinträchtigt, ist eine gute Maßnahme, um den weiblichen Hormonhaushalt in einen gesünderen Zustand zu bringen, mit entsprechender Reduktion von Menstruations- und Wechseljahresbeschwerden. Bei Männern führt die verminderte cAMP-Produktion und die zu häufige Insulinausschüttung durch häufiges Essen zu einer Vermehrung der Aromatase. Die Aromatase ist ein Enzym, das den männlichen Körper verweiblichen lässt und Muskelgewebe abbaut, dazu Fettpölsterchen an Stellen wachsen lässt, die bei Frauen ja attraktiv wären, aber beim Mann doch ein sehr unglückliches Bild abgeben ...

Der Normalzustand der meisten Menschen in Bezug auf Energierhythmen ist davon gekennzeichnet, dass sich Wach- und Entspannungszyklus überlagern. Dadurch kommt keiner der beiden Zyklen voll zum Zuge. Unmittelbar wirkt sich dies dadurch aus, dass die körperliche und geistige Energie abnimmt und eine tiefe Regeneration unmöglich wird. Langfristig führt es zu vorzeitiger Alterung und erhöht die Wahrscheinlichkeit ernsthafter Erkrankungen. Nitrosativer Stress, das große Gesundheitsproblem unserer Zeit, wird erheblich durch diese Überlagerung der Energierhythmen begünstigt. Das menschliche Wachstumshormon HGH ist bei ausgewachsenen Menschen eine der wichtigsten Substanzen für Regeneration und den Aufbau gesunder Körpersubstanz. Man geht heute in westlichen Ländern davon aus, dass Menschen ab dem 30. Lebensjahr pro Jahrzehnt 14 % ihrer körpereigenen HGH-Produktion verlieren. Dieser Verfall lässt sich sehr wirksam aufhalten, wenn wir wieder gesunden Hunger als wertvolles Körpergefühl genießen.

Ein guter Freund von mir lebte neun Jahre lang als buddhistischer Mönch. In dieser Zeit aß er niemals nach 12 Uhr mittags, wie es der Regel für Mönche in manchen Zweigen des Buddhismus entspricht. Sein Körper hatte so jeden Nachmittag und Abend die Möglichkeit, die hormonellen Vorteile der Hungerphase zu nutzen. Für buddhistische Mönche, die im Allgemeinen sehr früh aufstehen, mag dies ein perfekter Rhythmus sein. Manche Gesundheitssysteme geben einen ähnlichen Rhythmus vor. Das »Dinner-Cancelling«, also der Verzicht aufs Abendessen, ist auch bei uns ein Trend, dem immer mehr Menschen folgen. Dennoch bin ich der Meinung, dass für die meisten Menschen eine Hungerphase tagsüber mit leichter Rohkost wie grünen Smoothies und anderer vitalstofffreier Nahrung und einer weiteren Mahlzeit am Abend ideal ist. Tagsüber benötigen die meisten von uns Energie zum Arbeiten oder Studieren und Hunger und leichte Nahrung liefern uns dafür die physiologischen Grundlagen. Abends besteht die Möglichkeit, zu essen und zu entspannen, sich mit Freunden zu treffen, auch mal eine größere Mahlzeit in einem Restaurant einzunehmen. Bei einem solchen Rhythmus wird das Essen am Abend, auch wenn es mal etwas später wird, nicht zu Gewichtsproblemen oder unerwünschten Belastungen des Körpers führen. Nur wenn das Abendessen auf einen bereits mit Nahrung übersättigten Körper trifft, führt es zu Problemen.

In sehr heißen Regionen, in denen nach dem Mittagessen geruht wird, mag ein anderer Rhythmus vorteilhaft sein. Auch wenn jemand sehr früh aufsteht, kann der Rhythmus natürlich abgewandelt werden und eine größere Mahlzeit mittags eingenommen werden. Am wichtigsten ist das Prinzip, dem Körper Abwechslung zwischen Hunger und Sättigung zu ermöglichen und diese Rhythmen nicht mit Zwischenmahlzeiten oder mit Essen ohne richtigen Hunger zu stören.

Zusammenfassung von *Zelluläre Sättigung*

▪ **Warten Sie mit dem Essen, bis Sie echten Hunger verspüren.**

▪ **Wenn Sie gerne Sport treiben oder Körperübungen machen wie Yoga, Pilates, Qigong etc., sollten Sie solche Übungen immer mit nüchternem Magen durchführen, am besten leicht hungrig. Nichts regt die Produktion von HGH so sehr an wie körperliche Betätigung bei leichtem Hunger.**

▪ **Essen Sie tagsüber vorzugsweise rohe, lebendige Nahrung. Grüne Smoothies, die im nächsten Kapitel beschrieben werden, sind eine ideale erste Mahlzeit, wann immer Sie Hunger haben.**

▪ **Zwingen Sie Ihre Kinder niemals zu essen, wenn sie keinen Hunger haben. Sonst können sie ein tief gestörtes Verhältnis zum eigenen Körpergefühl und zur Nahrung entwickeln.**

- Hunger zu genießen ist eine wunderbare Erfahrung und kann eine tiefe Befreiung von begrenzenden Konditionierungen darstellen. Wenn Sie bemerken, dass Sie aus Gewohnheit zwischendurch zu etwas Essbarem greifen, sollten Sie es einfach öfter bewusst nicht tun und schauen, welche Gefühle dabei auftreten. Viele Menschen sind überrascht, dass sie innerhalb weniger Wochen ein ganz neues Hungergefühl bekommen, dass sie als angenehm erfahren.

- Wenn die Hungerphase zu lange dauert, bevor Gelegenheit besteht, eine Mahlzeit einzunehmen, sollten Sie eine kleine Menge hochwertiger roher Nahrung essen. Sehr gute kleine Energiespender, die den Blutzuckerspiegel stabilisieren, ohne die positiven Wirkungen des cAMP zu unterbrechen, sind z. B.: eine Handvoll Mandeln, über Nacht in Wasser eingeweicht und gründlich gekaut (für Menschen mit Blutzuckerproblemen gibt es kaum etwas Besseres); frische Beeren, Äpfel oder auch andere frische Früchte in kleinen Mengen; rohe geschälte Hanfsamen, auch als Schälhanf in Bioläden oder im Versandhandel erhältlich (eine exzellente Quelle an leichtverdaulichem Protein und essenziellen Fettsäuren); ein Löffel Kokosmus in Rohkostqualität oder ein Löffel Rohmilchbutter (siehe Kapitel 4).

- Diese Energiespender sollten erst bei wirklichem Hunger gegessen werden. Die weit verbreitete Gewohnheit, drei Mahlzeiten plus Zwischenmahlzeiten einzunehmen, ist einer optimalen Gesundheit nicht zuträglich.

- Eine weitere Möglichkeit besteht darin, morgens einen grünen Smoothie zuzubereiten (siehe Kapitel 3) und mit zur Arbeit zu nehmen; wenn der Hunger dann sehr stark wird, kann man zwischendurch ein paar Schluck Smoothie zu sich nehmen und gründlich einspeicheln.

- Gründliches Kauen ist für die Energierhythmen sehr wichtig. Wenn das Zulassen von echtem Hunger für Sie etwas Neues ist, sollten Sie darauf achten, ihre Nahrung nicht zu schlingen.

- Essen Sie gekochte Nahrung eher dann, wenn Sie anschließend entspannen können. Die Frage, ob es besser ist, abends nichts oder nur wenig zu essen, stellt sich nur, wenn man sich bereits am Tag mit Nahrung übersättigt hat. Tagsüber leichte rohe Nahrung zu sich zu nehmen und echten Hunger zuzulassen optimiert die Verdauung am Abend.

- Stärkehaltige Nahrung, wie Getreide in jeglicher Form, Kartoffeln oder Wurzelgemüse, lösen einen Entspannungsmodus im Körper aus und sind eher geeignet, wenn anschließend keine größeren Anforderungen bestehen.

3

Grüne Smoothies

Ich halte grüne Smoothies, wie sie seit etwa zehn Jahren von Victoria Boutenko propagiert werden, für einen der wichtigsten Beiträge im Bereich der ganzheitlichen Gesundheit, den es in den letzten 100 Jahren gab. Wie wir ja oft hören, sind geniale Dinge oftmals einfach und so ist es auch in diesem Fall. Die Bedeutung von Chlorophyll in der Nahrung ist seit langem bekannt, aber die grünen Smoothies gehen in der praktischen Nutzung der Lebensenergie, die sich im Chlorophyll sammelt, einen weiten Schritt über Salate, Säfte, grüne Nahrungsergänzungsmittel wie Gerstengras etc. hinaus.

Chlorophyll ist ein Wunder der Natur. Bis heute ist die Experimentalphysik nicht in der Lage, die gewaltigen energetischen Vorgänge der Photosynthese, die im Chlorophyll stattfinden, in einem technischen Versuch nachzuahmen. Man kann sich Photosynthese bildlich wie das Zusammenpressen einer gewaltigen Stahlfeder oder des Nord- und Südpols eines Magneten vorstellen – es werden Kräfte aufgewandt, die eigentlich gar nicht möglich sein sollten. Nahrung ist wesentlich mehr als eine Ansammlung chemisch erfassbarer Substanzen. Die Erforschung der Lebensenergien, die nicht materieller Natur sind, wurde zwar im 19. Jahrhundert aus dem westlichen wissenschaftlichen Denken verbannt, gewinnt aber in den letzten 30 Jahren wieder zunehmend an Bedeutung. Besonders die Biophotonenforschung von Prof. Fritz-Albert Popp sowie die Forschung von Dr. Johanna Budwig im Bereich der biologisch relevanten Elektronen sind erwähnenswert. Biophotonen sind Lichtteilchen, die eine aktive Rolle in der Organisation von Stoffwechselvorgängen spielen. Elektronen, die Träger elektrischer Ladung, geben solche Biophotonen als Signalüberträger ab und nehmen sie wieder auf. Durch diese Kommunikation an der Grenze zwischen Materie und Energie wird aus dem gigantischen Komplex einer Zelle ein geordnetes Geschehen. Zahlreiche Experimente haben aufgezeigt, dass eine Störung dieser Vorgänge im Bereich des Biophotonenaustauschs den Stoffwechsel einer Zelle erheblich stören und bis zum Zelltod führen kann, ohne dass es einen Eingriff auf chemischer Ebene gibt.

Nahrung ist ein Träger von Lebensenergie, die entweder stark, harmonisch und lebensspendend oder schwach, devitalisiert und chaotisch ist. Die gleichen physikalischen Vorgänge, die einer Pflanze erlauben, ihren Stoffwechsel intelligent zu organisieren, finden auch in unserem Körper statt. Eine ganz wesentliche Umsetzung von Lebensenergie in die materielle Form findet im Chlorophyll statt. Grüne Pflanzen spielen deshalb in der Nahrungskette eine entscheidende Rolle. Raubtiere fressen überwiegend Pflanzenfresser. Milch und Milchprodukte sind in ihrer Qualität signifikant besser, wenn Kühe frisches Gras fressen. Unsere nächsten Verwandten im Tierreich, die Primaten, leben primär von grünen Blättern. Bei Schimpansen machen grüne Blätter 45 bis 50 % der Nahrungsmenge aus, bei Gorillas etwa 80 %. Da wir mit diesen Primaten die größte Übereinstimmung aufweisen, was den Stoffwechsel betrifft, und diese Tiere in freier Wildbahn völlig frei von degenerativen Erkrankungen sind, ist ihre Ernährung ein interessanter Hinweis darauf, was für uns möglich ist, wenn grüne Blätter einen wesentlichen Anteil unserer Nahrung ausmachen.

Vom grünen Salat zum grünen Smoothie: Die Entdeckung der Victoria Boutenko

Chlorophyllreiche Nahrung zu essen ist ja an sich keine neue Idee. Verschiedene Schulen der Rohkosternährung haben seit langer Zeit für Salate, frisch gepresste grüne Säfte und auch für grüne Nahrungsergänzungsmittel plädiert. Doch diese Formen des Verzehrs von Chlorophyll haben ihre Grenzen. Dies erkannte vor Jahren Victoria Boutenko sehr deutlich, die mit ihrer Familie eine Umstellung auf Rohkosternährung durchlaufen hatte, weil alle Familienmitglieder an diversen Erkrankungen litten.

Nach einigen Jahren der Rohkost waren die Boutenkos von allen ihren Krankheiten befreit, was bemerkenswert ist, da keine medizinische Behandlung dies jemals hätte ermöglichen können. Victoria selbst litt an schweren Herzrhythmusstörungen und Wassersucht. Ihr Mann Igor war schwer übergewichtig und war von Polyarthritis und einer Überfunktion der Schilddrüse geplagt. Tochter Valya hatte Asthma und zahlreiche schwere Allergien. Der Sohn, Sergei Boutenko, litt sogar an einem juvenilen Diabetes, der ja in der Schulmedizin als unheilbar gilt. Dennoch war bei Sergei nach drei Jahren Rohkost kein diabetischer Zustand mehr feststellbar. Die gesamte Familie wurde komplett gesund, einfach nur durch eine Umstellung auf lebendige Nahrung. Doch einige Zeit nachdem diese wunderbaren Verbesserungen der Gesundheit bei den Boutenkos Einzug gehalten hatten, bemerkten sie auch eine gewisse Begrenzung in ihrer Rohkosternährung. Nichts schmeckte so richtig, ab und zu gab es Blähungen oder andere kleine Verdauungsstörungen und irgendwie setzte das Gefühl ein, dass etwas fehlte. So machte sich Victoria Boutenko daran, nochmals gründlich die Ernährung unserer nächsten Verwandten im Tierreich, den Primaten, zu recherchieren. Schimpansen nehmen grüne Blätter als eine Hauptnahrung zu sich und essen Wurzelgemüse nur in Dürrezeiten, wenn es zu wenige grüne Blätter gibt. Gorillas, deren Ernährung sogar zu 80 % aus grünen Blättern besteht, essen gar kein Wurzelgemüse. Das ist nicht weiter verwunderlich, wenn man sich einmal die Vitalstoffkonzentrationen in Blättern und Wurzeln vergleichend ansieht: Bei fast allen messbaren Vitaminen, Mineralstoffen, Spurenelementen, Enzymen und Phytosubstanzen liegen die grünen Blätter weit vorn. Auch bei Karotten, Kohlrabi oder Rote Beete sind die Knollen, die wir gerne essen, weit weniger vitalstoffreich als das Grünzeug, das ans Meerschweinchen abgetreten wird.

Victoria Boutenko vermutete im Verlauf ihrer Recherche auch, dass die bislang üblichen Darreichungsformen des grünen Blattgemüses in der Rohkosternährung nicht optimal sind. In grünen Blättern ist ein erheblicher Teil der Vitalstoffe von Zellulose umgeben. Diese Zellulose können wir Menschen aber eben nicht wirksam verdauen, sodass uns auch im leckersten frischen Salat eine Menge entgeht. Davon abgesehen, erleben viele Menschen mit einer salatreichen Rohkost auf Dauer gewisse Probleme. Manche eher »luftigen« Konstitutionstypen, die Vata-Typen nach Ayurveda, können Verdauungsstörungen entwickeln, wenn sie regelmäßig Salat essen. Viele langjährige Rohköstler, die ich gesprochen habe, waren irgendwann unbefriedigt und nie richtig satt und haben sich dann an konzentrierter roher Nahrung wie Nüssen oder Avocados überessen. Oft ging es ihnen mit der Verdauung besser, wenn sie von rohen Salaten Abstand nahmen. Frisch gepresste Säfte aus grünen Blättern sind auch keine Lösung. Bei der Entsaftung trennt man ja die Zellulose vom Saft und diese landet als Müll im Kompost. So schmeißt man einen erheblichen Teil der wertvollsten Vitalstoffe einfach weg. Aus diesen Überlegungen heraus kam Victoria Boutenko auf die einfache und geniale Idee, grüne Blätter in einem Vitamix, einem besonders kraftvollen Mixer, zu pürieren. Anfangs kamen dabei ungenießbare Mixturen heraus. Schließlich begann sie, die grünen Blattgemüse zusammen mit Früchten zu pürieren – und siehe da, es schmeckte gut.

Da die Boutenkos unter Anhängern der Rohkosternährung in den USA bereits sehr bekannt waren, sprachen sich die Neuigkeiten über die grünen Smoothies in diesen Kreisen schnell herum. Ich lebte damals zufällig im gleichen Ort wie die Familie Boutenko, dem schmucken Städtchen Ashland im US-Bundesstaat Oregon, und so erfuhr ich früh von den grünen Smoothies. Drei Tage und etwa vier

Liter grüne Smoothies später war mir klar: »Das ist es.« Ich begann, grüne Smoothies Bekannten, Seminarteilnehmern und Klienten zu empfehlen, mit der Bitte, dass sie mir nach einigen Wochen Rückmeldung geben mögen. Viele dieser Menschen sind regelmäßig oder zumindest gelegentlich mit mir in Kontakt und bislang hat jeder ohne Ausnahme erlebt, dass grüne Smoothies eine perfekte Nahrung darstellen und den Körper besser ernähren als Salate, Säfte, gekochtes Gemüse, grüne Graspulver oder irgendetwas sonst aus dem vegetabilen Nahrungsangebot. Wer einmal einige Wochen lang täglich grüne Smoothies zu sich nimmt, bleibt dabei. Die Erfahrung, *wirklich* satt zu sein, dieses klare, unmissverständliche Erleben, dass der Körper hat, was er wirklich braucht, ist einfach zu überzeugend und zu angenehm, als dass man damit wieder aufhören würde.

Grüne Smoothies sind daher auch eine Ernährungsmaßnahme, deren Durchführung auf Dauer keine Disziplin oder Willenskraft benötigt. Zelluläre Sättigung ist ein Körpergefühl, das einem fehlt, wenn man es erst einmal kennt. Niemand, der mir bisher begegnet ist und der mit grünen Smoothies begonnen hat, musste sich mit Disziplin oder rationalen Argumenten davon überzeugen, weiterzumachen. Zelluläre Sättigung ist genussvoll. Es ist eine Erfahrung, die mit allen falschen Ideen über freudlose gesunde Ernährung oder Verzicht als Preis für Gesundheit aufräumt. Wer eine Ernährungsform praktiziert, weil scheinbar gute Argumente dafür sprechen, aber dabei immer wieder oder auf Dauer ein Gefühl von Verzicht und eigentlich Appetit auf ganz andere Dinge hat, erlebt keine zelluläre Sättigung und ernährt sich somit nicht wirklich gesund.

Grüne Smoothies und Verdauung

Ein erster wesentlicher Effekt der grünen Smoothies ist eine positive Wirkung auf die Verdauung. Zu Beginn ihrer Experimente mit grünen Smoothies hat Victoria Boutenko diesen Punkt eingehend erforscht, da sie – wie viele langjährige Rohköstler – kleinere Verdauungsbeschwerden hatte. Zusammen mit Dr. Paul Fieber nahm sie sich eine Gruppe von Probanden vor, die täglich einen Liter grüne Smoothies auf nüchternen Magen bekamen und ansonsten alles in ihrem Leben belassen sollten wie sonst auch. Innerhalb von nur zwei Monaten war die Produktion an Magensäure bei diesen Probanden im Durchschnitt um 60 % gestiegen. Dies ist wirklich bemerkenswert, denn in der Naturheilkunde ist es ansonsten ein sehr aufwendiges und oft wenig erfolgreiches Unterfangen, die Produktion an Magensäure zu steigern. Nun mögen sie sich fragen, warum dass überhaupt wünschenswert sei. Der Mangel an Magensäure, wohlgemerkt Magen-Salzsäure, ist heutzutage weit verbreitet. Wenn Sie Rote Bete essen und eine Verfärbung des Stuhlgangs feststellen, liegt bei Ihnen ein Magensäuremangel vor. Ein erheblicher Anteil der sogenannten Nahrungsmittelallergien oder Unverträglichkeiten sind nichts anderes als schlechte Verdauung, verursacht durch drei Faktoren: Übersättigung mit Nahrung ohne gesunde Hungerzyklen, mangelndes Kauen und zu wenig Magensäure. Wenn man sich einfach hungrig werden lässt und dann einen grünen Smoothie zu sich nimmt, kann dies in vielen Fällen Verdauungsbeschwerden, Unverträglichkeiten und sogar Allergien auf Nahrungsmittel lindern oder beseitigen.

Die grünen Smoothies sind für viele Menschen die wirkliche Lösung ihrer Verdauungsprobleme, die bei dem Versuch auftraten, sich gesund zu ernähren. Egal, was die Vertreter von Rohkost und Vollwerternährung sagen, in meiner praktischen Erfahrung haben einfach manche Menschen, obwohl sie alles richtig machen, Verdauungsprobleme mit Rohkostsalaten, Frischkornbrei und anderen als gesund oder sogar unverzichtbar eingestuften Nahrungszubereitungen. Grüne Smoothies empfindet jeder als angenehm, Verdauungsprobleme treten nicht auf und die allgemeine Verdauung wird besser.

Grüne Smoothies und zelluläre Sättigung

ANDERE GEMÜSEZUBEREITUNGEN FÜHLEN SICH WENIGER NAHRHAFT AN

Wer grüne Smoothies eine Weile zu sich nimmt, spürt ganz klar, dass kein Wurzelgemüse, kein Salat oder gekochtes Gemüse an den Wert und die zelluläre Sättigung der Smoothies heranreicht. Kaum jemand glaubt dies am Anfang und jeder erlebt es, meistens innerhalb weniger Wochen. Natürlich kann man immer noch andere Formen von Gemüse zu sich nehmen, weil man es mag und wegen der Abwechslung, aber man wird sich dadurch nicht in der gleichen Weise ernährt fühlen wie durch Smoothies. Die grünen Smoothies vermisst man, wenn man sie nicht hat, weil dem Körper dann etwas fehlt.

DIE LUST AUF KAFFEE NIMMT AB

Bei diesem Punkt stoße ich normalerweise auf eine gehörige Portion Skepsis. Meine Frau war bereits seit langer Zeit sehr gesundheitsbewusst, bevor ich sie kennenlernte. Sie ernährte sich vegetarisch und von biologischen Lebensmitteln, die sie zu einem hohen Anteil frisch und roh zu sich nahm. Sie war völlig offen für grüne Smoothies, aber ihren täglichen Kaffee wollte sie sich auf keinen Fall nehmen lassen, sie liebte das schwarze Zeug einfach. Unsere Diskussionen über diesen Punkt waren humorvoll, aber sie war auch sehr bestimmt in ihrer Haltung, auf den geliebten Kaffee nie verzichten zu wollen. Nach wenigen Wochen mit grünen Smoothies war die Lust auf den täglichen Kaffee weg und sie trank ihn nur noch gelegentlich als Genussmittel. Eineinhalb Jahre später hörte sie komplett damit auf und alles, was zurückblieb, war eine unangenehme Erinnerung daran, wie sich Kaffee in ihrem Körper anfühlte. Dies ist die Eleganz zellulärer Sättigung.

Es gibt tausend gute Argumente gegen den Konsum von Kaffee und ebenso viele Gründe, ihn dann doch zu trinken. Aber ein zellulär gesättigter Körper hat einfach keinen Bedarf nach Kaffee. Er mag

SODBRENNEN WIRD DURCH SÄUREMANGEL VERURSACHT

Wenn ich von der Wirkung der grünen Smoothies in Bezug auf die gesteigerte Produktion an Magensäure spreche, kommt oftmals der besorgte Verweis auf Sodbrennen, schließlich liege da ja ein Säureüberschuss vor. Tatsächlich hat Sodbrennen meiner Erfahrung nach zwei Ursachen:

▶ *Hiatushernie.* Dieser Begriff bezeichnet die Verlagerung von Magenanteilen in die Brusthöhle. Jeder gute Chiropraktiker, Osteopath oder Körpertherapeut kann diesen Zustand in wenigen Sekunden beheben. Verursacht wird Hiatushernie unter anderem durch eine schlechte Körperhaltung beim Essen. Wer wie Quasimodo beim Mittagstisch sitzt, muss sich über Sodbrennen nicht wundern.

▶ *Ein Mangel an Magen-Salzsäure.* Dadurch entstehen vermehrt sekundäre Säuren, wie Milchsäure, Essigsäure usw., die im Magen eigentlich nichts zu suchen haben und die deshalb durch die Speiseröhre abgestoßen werden. Eine Wiederherstellung einer gesunden Magensäureproduktion ist sehr effektiv, um Sodbrennen an der Wurzel zu eliminieren. Grüne Smoothies sind dabei wirksamer als die üblichen naturheilkundlichen Anwendungen mit Bitterstoffen. ■

noch ein gelegentliches Lustgetränk sein, aber kein grundlegendes Bedürfnis mehr.

Der Grund dafür ist meiner Meinung nach die immense bioelektrische Energie der grünen Smoothies. Das Koffein des Kaffees führt zu einer kurzen, heftigen und unausgewogenen Erregung der Nervenzellmembranen. Dies und die durch Koffein stimulierte Ausschüttung von Adrenalin macht wach – auf Kosten der langfristigen Zellgesundheit. Wer sich bioelektrisch hochwertig ernährt, wird eine solche Stimulation nicht mehr dauerhaft mögen. Grüne Smoothies tragen wahrscheinlich erheblich zu einer höheren elektrischen Spannung der Zellmembran bei. Was immer die exakte Erklärung sein mag, in der Praxis werden auch die größten Kaffee-Fans gegenüber dem schwarzen Gebräu nach wenigen Wochen mit grünen Smoothies eher gleichgültig. Von zahlreichen Bekannten habe ich gehört, dass sie den Gang zur Kaffeemaschine als unentbehrlichen Bestandteil ihres Arbeitsalltags erleben. Wenn ich ihnen das Evangelium der grünen Smoothies predigte und darauf hinwies, dass durch die Smoothies die Lust auf Kaffee zurückgeht, haben sie still bei sich gedacht: »Lass den mal reden, eher friert die Hölle zu, als dass ich keine Lust mehr auf Kaffee habe.« Inzwischen nehmen sie ihren grünen Smoothie in der Flasche mit ins Büro und die Kaffeemaschine muss ohne ihre Besuche auskommen.

DIE LUST AUF ZUCKER VERSCHWINDET

Durch die jahrzehntelange Aufklärungsarbeit von Dr. Max-Otto Bruker, einem der verdienten Pioniere natürlicher Ernährung in Deutschland, sind die schädlichen Auswirkungen des Fabrikzuckers als Nahrungsmittel hinreichend bekannt. Als Dr. Bruker begann, Zucker als Schadstoff zu bezeichnen, wurde er von der Zuckerindustrie auf Unterlassung dieser Aussage verklagt. Nach der Präsentation aller Argumente beider Seiten entschied das Gericht, dass Zucker absolut berechtigt als Schadstoff bezeichnet werden kann, und gab damit Dr. Bruker Recht. Wenn man bedenkt, dass juristische Entscheidungen in Fällen, in denen Gesundheitsinteressen gegen reine Wirtschaftsinteressen stehen, sehr oft zugunsten der Wirtschaft ausgehen, müssen die Richter in diesem Fall von den Argumenten für die schädlichen Wirkungen des Zuckers wirklich beeindruckt gewesen sein.

Raffinierter Zucker ist einerseits ein Vitalstoffräuber, denn im Gegensatz zu Kohlenhydraten in natürlicher Nahrung wie Früchten liefert er die zu seiner Verwertung notwendigen Vitalstoffe nicht mit. Andererseits ist Zucker ein potenzielles Suchtmittel, das eine physische Abhängigkeit erzeugen kann, die der Abhängigkeit von Amphetaminen, Beruhigungsmitteln oder anderen suchtgefährlichen Chemikalien kaum nachsteht. Manche Menschen können aufgrund einer relativ ausgewogenen Stoffwechsellage im Gehirn gelegentlich Zucker essen und verspüren keinen emotionalen Drang danach. Für viele aber ist Zucker ein wichtiges emotionales Regulativ. Der Verzehr von raffiniertem Zucker löst eine kurzfristige Produktion an Beta-Endorphinen aus, was eine Stimulation der Belohnungszentren des Gehirns bedeutet. Bei regelmäßigem Zuckerverzehr führt dies zu einer eingeschränkten körpereigenen Produktion an Beta-Endorphinen, sodass Zucker als Stimmungsaufheller nötig wird und Zuckerentzug Langeweile, ein ödes Grundgefühl oder Gereiztheit hervorrufen kann. Wer nicht an Süßigkeiten vorbeigehen kann oder die Tafel Schokolade gleich ganz vernascht, ist wahrscheinlich physisch zuckersüchtig.

Es ist allerdings wenig hilfreich, diese Argumente aufzuzählen, ohne einen Weg aufzuzeigen, wie die natürliche Produktion an körpereigenem Beta-Endorphin gesteigert werden kann. Grüne Smoothies leisten hier einen unschätzbaren Beitrag. Immer wieder begegnen mir Menschen, die sich gesünder ernähren wollen, aber eben an keiner Keksdose vorbeigehen können. Wenn sie drei bis vier Monate grüne Smoothies genießen, ist der Spuk vorbei, während sie vorher oft jahrelang vergeblich mit ihrer Zuckersucht gekämpft haben. Grüne Smoothies führen zwar nicht unbedingt zu einer kurzfristigen Euphorie, wie es manchmal durch Süßigkeiten erlebt werden kann, aber ganz offensichtlich ermöglichen sie eine Stabilität in der Ausschüttung von Beta-Endorphinen im Gehirn, sodass ein Verlangen nach dem kurzfristigen Endorphin-Flash durch Zucker immer geringer wird.

GENUSS WIRD NEU ERLEBT

Wenn ich von den oben genannten Wirkungen der grünen Smoothies spreche, bekomme ich manchmal die Frage gestellt, ob ich denn noch irgendwas anderes genieße und Freude am Essen habe. Ohne Zucker, Kaffee und einige andere lieb gewonnen Genussmittel haben manche Menschen das Gefühl, viel Genuss zu verlieren. Aber diese Vorstellung geht damit einher, dass viele glauben, die Genussmittel würden auch in Zukunft den gleichen Reiz ausüben und ohne sie zu leben stets ein Gefühl des Verzichts mit sich bringen. Wenn dann grüne Smoothies zu einem neuen Grundnahrungsmittel geworden sind, stellen die gleichen Menschen manchmal erst im Rückblick fest, dass sie schon seit geraumer Zeit gar keine Lust mehr auf Schokolade, Kaffee oder ein anderes Genussmittel haben und einfach kaum noch an diese Dinge denken. Gleichzeitig entdeckt man interessante Geschmacksvariationen bei grünen Smoothies, kauft sich vielleicht neue exotische Früchte, die man noch nie gegessen hat, merkt plötzlich, wie viel Spaß es macht, Unkraut im Garten nicht mehr als Feind, sondern als Zutat fürs Mittagessen zu betrachten oder Wildkräuter beim Spazierengehen zu identifizieren und zu pflücken.

Genuss ist eine Empfindung, die in uns stattfindet, sie ist nicht an sich in Nahrungsmitteln vorhanden. Zelluläre Sättigung verändert diese Empfindung. Ein unterernährtes Gehirn wird immer eine Art Fehlfunktion der Geschmacksempfindungen erzeugen und Dinge lecker finden, die eher auf den Sondermüll als in den menschlichen Körper gehören. Um gesunde Reize genießen zu können, bedarf es einer Freiheit von Überreizung und eines Mindestmaßes an zellulärer Sättigung. Wenn wir grüne Smoothies zu uns nehmen, wird dieser Punkt schnell erreicht. Wilde essbare Grünpflanzen lösen dann Lustgefühle aus, während die früher geliebte Torte jetzt quietschend süß schmeckt.

DIE NACHMITTAGSMÜDIGKEIT NIMMT AB

Wenn grüne Smoothies zur normalen ersten Mahlzeit werden, die wir zu uns nehmen, nachdem wir gesunden Hunger zugelassen haben, wird unser Körper nicht mit schwerer Verdauungsarbeit oder der Verarbeitung völlig unnötiger Nahrung belastet. Das lästige Nachmittagstief kann dann um einiges milder ausfallen. Langfristig gibt es einen indirekten Effekt auf die Energiezyklen, wenn ehemalige Kaffeetrinker durch grüne Smoothies weitestgehend »clean« geworden sind: Wenn die tägliche unnatürliche Stimulation der Adrenalinproduktion durch Koffein wegfällt, hat der Körper ein stabileres Energieniveau. Der Schlaf kann ebenfalls erholsamer werden, wenn die nächtliche Regeneration einen Ausgleich zu einer gesunden Wachphase darstellt. Hier greifen die Wirkungen der grünen Smoothies mit denen des gesunden Hungers ineinander. Beide Faktoren bewirken zusammen eine Reduktion von nitrosativem Stress, wodurch die Energieerzeugung der Mitochondrien effektiver wird. Eine Reduktion von nitrosativem Stress wird subjektiv oft wie eine Art Aufatmen des Körpers erlebt, eine tiefe zelluläre Erleichterung.

Grüne Smoothies in der Praxis

Doch genug der Theorie, kommen wir nun zur praktischen Umsetzung. Um grüne Smoothies herzustellen benötigen wir:

GRÜNES BLATTGEMÜSE

Zu den grünen Blattgemüsen gehören:

- alle bekannten Salate, wie Batavia, Römer, Eichblatt, Rucola, Feldsalat, Mangold, Postelein, Endivien, Kopfsalate, Sellerieblätter usw. Sehr schwach chlorophyllhaltige Salate wie Eisbergsalat sind nicht geeignet. Die braunen oder rötlichen Farbtöne eines Eichblattsalats sind dagegen völlig in Ordnung;
- Grünkohl, ein sehr vitalstoffreiches Blattgemüse, sehr empfehlenswert;
- frische Gartenkräuter wie Minze, Petersilie, Koriandergrün, diese Kräuter sollten nicht die Hauptzutat sein, können aber Blattsalate ergänzen;
- grüne Wildkräuter wie Löwenzahn, Giersch, Vogelmiere, Malve, Brennnessel, Taubnessel und viele andere. Es lohnt sich sehr, einen Wildkräuterführer zu besitzen oder mal an einer Kräuterwanderung teilzunehmen. Bei Wildkräutern sollten eher die zarteren, jungen Blätter verwendet werden. Eine Faustregel ist die, nie mehr als ein Drittel der Blätter in einem Areal zu ernten, damit die Population nachwachsen kann und die Tiere, die sich von ihnen ernähren, auch genug haben. Wildpflanzen sind vitalstoffreicher als unsere Kulturpflanzen und am Anfang kann man kleine Mengen zu Blattsalaten hinzugeben und die Menge im Laufe der Zeit langsam

steigern. Übrigens: Junge Lindenblätter sind ebenfalls geeignet;

- das Grün von Karotten, Rote Beete, Kohlrabi. In meinem bevorzugten Bioladen werden diese wunderbaren, vitalstoffreichen Blätter kostenlos in einem Karton mit der Aufschrift »Hasenfutter« für die putzigen Haustiere angeboten, da greife ich immer gerne zu. Das normalerweise vom Menschen verschmähte Grün dieser Pflanzen ist viel vitalstoffreicher als die allseits beliebten Wurzeln;

- zusätzlich zu grünen Blattgemüsen können kleine Mengen an Stangensellerie, Sprossen von Brokkoli, Kresse, Alfalfa, Rettich oder Kohlblätter von Rotkohl oder Weißkohl verwendet werden. Diese Zutaten sollten nicht die grünen Blätter ersetzen, sondern als Ergänzung betrachtet werden. Nicht geeignet sind Sprossen von Hülsenfrüchten wie Mungbohnen, Soja, Linsen. Eine wunderbare Zutat für kälteempfindliche Menschen oder generell in der kalten Jahreszeit ist frischer Ingwer.

Wertvoller Frischetipp: Wenn Salate oder andere grüne Blattgemüse in feuchte Handtücher gewickelt werden, bleiben sie im Kühlschrank deutlich länger frisch.

FRISCHE FRÜCHTE

Alle frischen süßen Früchte sind für grüne Smoothies geeignet. Äpfel, Birnen und Bananen sind oftmals eine gute Mischung für den Einstieg. Birnen, Mangos, frische Beeren im Sommer und andere süße Früchte können zu unendlich vielen weiteren Geschmackskombinationen verarbeitet werden. Avocados, Gurken und Tomaten sind botanisch betrachtet ebenfalls Früchte und für Smoothies wunderbar geeignet. Trockenfrüchte sind generell nicht als Zutat für grüne Smoothies im Dauergebrauch zu empfehlen. Wenn Trockenfrüchte in Rohkostqualität gelegentlich oder für Einsteiger genutzt werden, um den Geschmack angenehmer zu machen, ist das in Ordnung. Trockenfrüchte im Handel sind erhitzt und nicht geeignet, hier sind die vielen Internet-Anbieter von Trockenfrüchten in echter Rohkostqualität vorzuziehen.

Wichtig: Apfelkerne sollten immer mit verwendet werden. Sie enthalten das wertvolle Amygdalin (Vitamin B_{17}), einen seltenen und sehr wichtigen Vitalstoff. Amygdalin wird von vielen Experten als einer der wichtigsten Vitalstoffe in der Prävention und ernährungstherapeutischen Behandlung von Krebs angesehen.

SAUBERES WASSER

Leitungswasser eignet sich definitiv nicht für grüne Smoothies (oder zum Trinken ganz allgemein). Die Schadstoffuntersuchungen von Wasserwerken sind mangelhaft und geben keine sichere Auskunft über die Reinheit von Leitungswasser. Ein Beispiel: Die üblichen Untersuchungen der Pestizidbelastung von Leitungswasser berücksichtigt 18 verschiedene Pestizide. In der deutschen Landwirtschaft werden aber über 300 Arten von Pestiziden verwendet, die natürlich auch in unserem Trinkwasser vorkommen. Zum anderen werden immer wieder höchst fragwürdige Grenzwerte für Schadstoffe festgelegt, die wohl eher den Interessen der Wirtschaft als dem Schutz der Bevölkerung dienen.

Stilles Mineralwasser kann natürlich für grüne Smoothies verwendet werden, aber auf Dauer ist das teurer und natürlich aufwendiger, als sich einen guten Wasserfilter anzuschaffen. Auch wenn es einige Unterschiede in der Wirkungsweise verschiedener Filtersysteme gibt, werden sich meiner Meinung nach diese Unterschiede nicht dramatisch auf die Gesundheit auswirken. Generell halte ich Kohleblockfilter für sinnvoll. Gute Geräte sind u. a. erhältlich bei:

www.sanquell.de
www.sanacell.de
www.natürlich-quintessence.de
Das Wasser für grüne Smoothies kann erwärmt werden. Kälteempfindlichen Menschen kommt dies besonders entgegen, aber es ist generell für die Verdauungsenergie vorteilhaft, wenn in der kalten Jahreszeit leicht gewärmte Smoothies genossen werden. Oftmals wird man die Salate für den Smoothie aus dem Kühlschrank holen, allein um dies auszugleichen, ist eine Erwärmung des Wassers sinnvoll.

MIXER

Das Mixen der grünen Smoothies macht den entscheidenden Unterschied in der Verwertbarkeit der Inhaltsstoffe aus. Deshalb ist es ideal, wenn ein Mixer die Blätter wirklich zu einer cremigen Konsistenz pürieren kann. Wenn Sie bereits einen Mixer in der Küche haben, probieren Sie ihn mit verschiedenen Arten von Blattgemüse aus: weicheren Salaten, wie Feldsalat oder Eichblatt, und Pflanzen mit zäheren Faserstrukturen, wie Petersilie und Grünkohl. Die meisten handelsüblichen Mixer werden bei diesen zäheren Fasern nicht optimale Ergebnisse erzielen. Wenn das Budget zurzeit für den ultimativen Mixer, den Vitamix, nicht ausreicht, machen Sie einfach das Beste aus dem Mixer, den Sie bereits haben.

Der Vitamix ist das derzeit beste Gerät zur Herstellung von grünen Smoothies. Er ist eigentlich überhaupt nicht mit anderen Mixern zu vergleichen. Die hohe Umdrehungszahl des Schneidwerks und die Tatsache, dass der Motor auch bei starken Anforderungen nicht heiß läuft, verleiht dem Vitamix zwei besondere Eigenschaften:

- Er bekommt wirklich alles klein. Mit dem Vitamix können Sie auch aus Baumrinde Pudding machen. Grünkohl, Giersch, Petersilie, Brennnesseln, die bei fast allen anderen Mixern Faserklumpen zurücklassen, werden vom Vitamix cremig püriert.
- Er ist praktisch nicht kaputt zu kriegen. In den USA gibt der Hersteller auf den Vitamix lebenslange Garantie. Dies ist in Deutschland nicht legal und so bekommt man hier von den Händlern normalerweise sieben Jahre Garantie. Ich habe unter den Hunderten von Vitamix-Besitzern, die ich persönlich gesprochen habe, noch nie von einem technischen Problem oder Schaden gehört. Wenn man andere Mixer täglich für grüne Smoothies und nicht einfach nur für weiche Milchshakes benutzt, ist die Wahrscheinlichkeit eines Motorschadens nach einigen Jahren recht hoch.

Allerdings ist der Vitamix auch in einer anderen Preisklasse als handelsübliche Mixer. Wenn es das Budget zulässt, so bin ich der Meinung, dass es sich hier um eine äußerst lohnenswerte einmalige Anschaffung handelt. Ich bin immer auf der Suche nach neuen Möglichkeiten, den Menschen den Zugang zur bestmöglichen Ernährung zu erleichtern. Wenn es eine echte Alternative zum Vitamix in einer günstigeren Preisklasse gibt, wird die Information darüber auf **www. GrüneSmoothies.de** veröffentlicht. Falls Sie sich einen Vitamix anschaffen, werden Sie es sicher nicht bereuen – ich habe immer wieder gehört, dass neue Vitamix-Besitzer erstaunt über den Unterschied waren, den dieses kleine Wundergerät im Vergleich zu anderen Mixern bei der Herstellung von grünen Smoothies macht.

Das Reinheitsgebot:
Was nicht in grüne Smoothies gehört

Gelegentlich kommt es vor, dass mir jemand von Verdauungsproblemen oder anderen unbefriedigenden Erfahrungen mit grünen Smoothies berichtet. Auf Nachfrage stellt sich dann immer heraus, dass in solchen Fällen das Reinheitsgebot missachtet wurde. Ganz wichtig: In die grünen Smoothies gehören grüne Blätter, frische Früchte, Wasser und eventuell Stangensellerie, ein wenig Kohl, ein paar Sprossen, aber nur bestimmte Sorten.

Nicht in die grünen Smoothies gehören:

- Wurzelgemüse. Sie verfügen erstens über eine zu geringe Vitalstoffkonzentration und enthalten recht viel Stärke, die für die Verdauung der Smoothies nicht ideal ist.
- Öle, Nüsse, alle fetthaltigen Nahrungsmittel (mit Ausnahme der sehr leicht verdaulichen Avocados). Gesunde Fettquellen sind etwas Wunderbares, aber sie sollten separat von grünen Smoothies gegessen werden.
- Stärkehaltige Produkte wie Braunhirse, Kastanienflocken, gekeimtes Getreide. Auch diese Nahrungsmittel sind wertvoll und gut für uns, aber den Smoothie würden sie ruinieren.

- Gewöhnliches Salz ist ebenfalls nicht empfehlenswert, eine salzige Geschmacksnote erhält man im grünen Smoothie durch ein oder zwei Selleriestangen oder etwas Himalaya-Salz.
- Proteinpulver, Hefe.
- Unreife Früchte.
- Sprossen von Linsen, Mungbohnen oder anderen Hülsenfrüchten, die zu viele Alkaloide und Enzymhemmer enthalten.

Grüne Smoothies verlangen uns einen äußerst geringen Aufwand in Bezug auf die Verdauung ab. Die Aminosäuren und Fettsäuren liegen in grünen Blättern hauptsächlich in freier Form und nicht in komplexen Proteinen oder Fettmolekülen vor. Reife Früchte liefern Fruchtzucker, der ebenfalls einfach assimiliert werden kann. Somit ist der enzymatische Verdauungsaufwand bei grünen Smoothies minimal. Ich vermute, dass zum Beispiel die Regeneration der Magensäure damit zusammenhängt. Auf jeden Fall kann man in der Praxis beobachten, dass grüne Smoothies die besten Resultate hervorbringen, wenn man das Reinheitsgebot beachtet.

Das Frische-Gebot

Ein grüner Smoothie hält sich wesentlich besser als ein frisch gepresster Saft, da viel mehr pflanzeneigene Antioxidantien erhalten bleiben, die beim Saftpressen im Trester landen. Dennoch ist es ideal, einen grünen Smoothie zeitnah nach der Zubereitung zu genießen, innerhalb von 5 bis 8 Stunden. Wenn es Ihnen möglich ist, bereiten Sie Ihren Smoothie einfach dann zu, wenn Sie ihn direkt danach trinken können. Aber viele Umsteiger auf die Befreite Ernährung haben morgens keinen wirklichen Hunger, und wenn sie aufhören, ohne echten Hunger zu essen, ist die erste Gelegenheit zum Trinken eines Smoothies die Mittagspause am Arbeitsplatz. Nicht jeder mag sich einen Mixer ins Büro stellen und vor eventuell verständnislosen Kollegen Salat bis zur Konsistenz von Babynahrung pürieren. In diesem Fall kann natürlich der grüne Smoothie morgens hergestellt und in

Glasflaschen abgefüllt mitgenommen werden. Wichtig ist dann aber die Lagerung: die Flaschen sollten vor Licht geschützt aufbewahrt werden.

Die Bedeutung des biologischen Anbaus von Lebensmitteln

Für grüne Smoothies sollten Blattgemüse und Früchte aus biologischem Anbau verwendet werden. Die konventionelle Landwirtschaft hat sich in eine Richtung entwickelt, die auf Dauer nicht tragfähig für die Erde und die Gesundheit der Menschen ist. In der konventionellen Landwirtschaft ist der Fokus vollständig darauf gerichtet, die Erträge kurzfristig zu steigern, ohne Rücksicht auf die langfristigen Folgen für Umwelt und menschliche Gesundheit. Mit Monokulturen und künstlicher Düngung lassen sich kurzfristig auch Ertragssteigerungen erzielen, doch auf diese Weise hochgeputschte Nutzpflanzen gleichen einem Bodybuilder, der mit Anabolika beeindruckende Muskelmasse aufbaut, aber dessen innere Organe dabei atrophieren. Die Lebensfunktionen einer Pflanze werden geschwächt, wenn das Wachstum und die Größe ihrer essbaren Teile mit völlig unnatürlichen Mitteln immer stärker manipuliert werden. Die bioelektrische Energie solcher Pflanzen ist schwach und disharmonisch. Die Biophotonenforschung nach Prof. Popp zeigt auf, dass die Biophotonenstrahlung konventioneller Nutzpflanzen kaum Kohärenz hat. Dies ist ein wesentlicher Indikator dafür, wie gut die in einem Nahrungsmittel enthaltenen Vitalstoffe auch wirklich im menschlichen Stoffwechsel verwertet werden können. Das bloße Vorhandensein eines Vitamins, Enzyms oder Mineralstoffs in der Nahrung ist diesbezüglich wenig aussagekräftig. So haben heutzutage viele Menschen einen funktionalen Mangel an Kalzium, auch wenn genügend von diesem wichtigen Mineral mit der Nahrung zugeführt wird. Pasteurisierte Milchprodukte können dem Körper mehr Kalzium entziehen als ihm zuführen, obwohl Milch generell als Kalziumlieferant gepriesen wird. Ein Eisenmangel kann auch dann bestehen, wenn genügend Eisen aufgenommen wird, weil die tatsächliche Nutzung für den Aufbau der roten Blutkörperchen gestört ist.

Vitalstoffe werden in den komplexen Prozess des menschlichen Stoffwechsels eingegliedert, indem die organisierende Lebensenergie über die Brücke von Biophotonen und Elektronen diesen sozusagen die richtigen Anweisungen gibt. Nahrung mit schwacher oder nicht kohärenter Biophotonenstrahlung zu essen ist in etwa so, als würde man Baumaterial in ein Haus kippen, ohne dass es intelligente Arbeiter gibt, die wissen, was sie mit diesem Material anfangen sollen. Das alte rein auf Materie bezogene Weltbild der Ernährungswissenschaft ist hoffnungslos limitiert. Wer die Annahme einer immateriellen Lebensenergie mit dem Schlagwort »unwissenschaftlich« zurückweist, sollte sich vergegenwärtigen, dass es eine Abstimmung im Jahr 1846 war, die zu diesem begrenzten Weltbild in der medizinischen Forschung geführt hat. Grundlage für die Entscheidung, dass es keine Lebensenergie zu erforschen gibt, waren keineswegs wissenschaftliche Erkenntnisse, sondern einfach eine philosophische Meinung, der zufolge die Biochemie alle Antworten auf alle Fragen in Bezug auf Gesundheit und Krankheit geben würde. Diese Meinung war offenbar falsch und die progressive Forschung der Gegenwart zeigt auf, dass die Grenzen zwischen Materie und Energie fließend sind. Es gibt bis heute keine einheitliche Theorie zur Beschreibung dieser Lebensenergie. Viele Eigenschaften der Lebensenergie, die traditionell mit Qi oder Chi, Prana, Ojas, Od, Äther usw. bezeichnet werden, lassen sich heutzutage wissenschaftlich erforschen – zum Beispiel Biophotonen, bestimmte elektrische Phänomene, Infrarot und Infraschall. All diese Eigenschaften erfüllen in biologischen Organismen offensichtlich wichtige Funktionen. Was aber Lebensenergie letzten Endes ist, mag sich der westlich-analytischen Wissenschaft nie vollständig erschließen, ebenso wenig, wie es wohl je eine endgültige Beschreibung der Liebe geben wird. In unserer realen Erfahrung können wir Lebenskraft *erleben* und den Unterschied spüren, den lebendige Nahrung macht. Aus diesem Grund sollten die Zutaten für grüne Smoothies aus biologischem Anbau oder der freien Natur stammen.

Grüne Smoothies herstellen

Eigentlich ist die Herstellung grüner Smoothies so einfach, dass sich genaue Anweisungen bzw. Rezepte erübrigen. Aber anfangs mag es einige Unsicherheit geben, deshalb möchte ich Ihnen hier verschiedene Möglichkeiten und Rezepte vorstellen. Fühlen Sie sich aber frei, diese Rezepte nur als Anregungen zu sehen und nach Belieben abzuwandeln. Wenn Sie einfach grünes Blattgemüse, frische Früchte und Wasser kombinieren, können Sie Ihre ganz eigenen Geschmackskombinationen entdecken.

Rezepte

GRÜNE BASIS
1 großer Bataviasalat oder Römersalat
2 Äpfel mit Kernen
1 Banane
1 Handvoll Gartenkräuter (Petersilie, Minze, Zitronenmelisse etc.)
leicht gewärmtes Wasser
Mixen und genießen.

Die hier angegebenen Mengenverhältnisse der Zutaten führen zu einem milden, angenehmen Geschmack, den auch Einsteiger meistens mögen. An diesen Mengenverhältnissen von grünen Blättern zu Früchten kann man sich orientieren, um eigene Mischungen zu finden.

BEEREN-POWER
1 großer Salat
1 Tasse Brennnesseln, gespült und klein gehackt
1 Handvoll Goji-Beeren
1 Handvoll frische Heidelbeeren
1 Stück frischen Ingwer, etwa daumenkuppengroß
leicht gewärmtes Wasser
Mixen und genießen.

Diese Mischung ergibt einen sofort fühlbaren Energiestoß. Goji-Beeren und Heidelbeeren sind eine sehr kraftvolle Kombination von Antioxidanzien.

BAUM-POWER
1 großer Salat
2 Tassen junge Lindenblätter, klein gehackt
1 Birne
1 Apfel mit Kernen
leicht gewärmtes Wasser
Mixen und genießen.

Junge Lindenblätter sind eine wunderbare Alternative zu den am Boden wachsenden Grünpflanzen und nähren uns mit der Energie dieser eleganten Bäume. Das Wissen um die Heilkraft der Bäume gewinnt seit einigen Jahren an Popularität. Grüne Smoothies mit den zarten jungen Lindenblättern zu bereichern ist eine gute Möglichkeit, die Kraft der Bäume in sich aufzunehmen.

WILDER SMOOTHIE
2 Tassen junger Giersch, klein gehackt
2 Tassen Taubnessel, klein gehackt
1 Tasse Vogelmiere, klein gehackt
1 Birne
1 Banane
leicht gewärmtes Wasser
Mixen und genießen.

Junger Giersch, Taubnesseln und Vogelmiere wachsen reichlich im Frühjahr. Giersch wird von Gartenbesitzern oft als störendes »Unkraut« empfunden, in Wirklichkeit ist es ein wunderbares Geschenk der Natur, wenn diese Pflanze sich im eigenen Garten ansiedelt. Giersch hat einen sehr hohen Vitamin-C-Gehalt und die jungen Blätter haben einen angenehm würzigen Geschmack.

WÄRMESPENDER

1 großer Salat
1 Tasse Rucola, klein gehackt
1 Stück frischer Ingwer
1 Prise Chili
½ TL Kardamon
2 Bananen
1 Birne
leicht gewärmtes Wasser
Mixen und genießen.

Diese Mischung beantwortet die Fragen der Anhänger von TCM oder des Ayurveda, ob Rohkost den Körper nicht zu sehr auskühlen würde …

HERZHAFTER SMOOTHIE

1 großer Salat
1 Handvoll Petersilie
1 Apfel
1 Avocado
1 Tomate
½ Tasse Rotkohl, klein gehackt
½ TL Himalaya-Salz
1 Prise Chili
leicht gewärmtes Wasser
Mixen und genießen.

Falls man auch mal eine herzhaftere und salzige Geschmacksnote braucht, kann dieses Rezept in vielfältigen Variationen genutzt werden.

GRÜNE LAVA

1 großer Salat
1 Handvoll Petersilie oder andere frische Kräuter
1 Avocado

1 Apfel

1 Tomate

2 kleine Jalapeño-Schoten

2 Knoblauchzehen

½ TL Himalaya-Salz

Mixen und genießen.

Dieses Rezept ist bei Appetit auf scharf gewürztes Essen wunderbar geeignet.

Grüne Smoothies als Bestandteil der täglichen Ernährung

In der Befreiten Ernährung gibt es keine festen Regeln darüber, was man wann in welchen Mengen essen sollte. Wir können unsere eigenen Körperinstinkte nur dann wiederbeleben, wenn wir einen gesunden Hunger zulassen. Nicht aus Gewohnheit zu festen Zeiten und ohne echtes Hungergefühl zu essen, ist die Basis dafür, dass Körperinstinkte richtig funktionieren. Da der Tagesablauf der meisten Menschen so gestaltet ist, dass man tagsüber Energie für Arbeit, Kinder, und andere wichtige Projekte des Lebens braucht, bieten sich die vitalstoffreichen und leicht verdaulichen grünen Smoothies als erste Mahlzeit des Tages an. Wer mit der Befreiten Ernährung beginnen will, kann einfach morgens einen grünen Smoothie zubereiten, warten, bis echter Hunger da ist, und den Smoothie dann in der Hungerphase zu sich nehmen. Viele stoffwechselanregende Aspekte der Hungerphase werden durch einen grünen Smoothie nicht unterbrochen und die Verdauung wird nicht belastet, sodass man weiter mit körperlicher und mentaler Wachheit seinen Tätigkeiten nachgehen kann.

Wichtig: Grüne Smoothies müssen zwar nicht mechanisch zerkaut werden, aber ein gründliches Einspeicheln im Mund ist sehr empfehlenswert. Durch die Verweildauer im Mund kommt es zu einer

VOM UN-SINN DER UN-KRÄUTER

Wenn Gartenbesitzer über Unkraut klagen, ist ihnen wahrscheinlich nicht bewusst, dass dieser Begriff eng mit der Hexenverfolgung in Verbindung steht. Wilde, üppig wuchernde Natur war den Hütern der christlichen Moral im Mittelalter ebenso ein Dorn im Auge wie Frauen, die Naturverbundenheit zum Ausdruck brachten oder Wissen über Heilpflanzen hatten. So wurde aus allem, was nicht vom Menschen gezielt gepflanzt wurde, ein »Un-Kraut« und teilweise wurde sogar von Bauern verlangt, diese sündigen Gewächse nicht nur auszurupfen, sondern zu verbrennen. In Mittel- und Südamerika wurde die naturverbundene Landwirtschaft der Indios von den spanischen Eroberern auf diese Weise zerstört. Die Indios schätzten ein friedliches Miteinander der wilden und angebauten Pflanzen in ihren Gärten und verstanden die Synergieeffekte, die dadurch entstehen können.

Vielleicht wäre es an der Zeit, aus altem Aberglauben entstandene Begriffe wie »Unkraut« hinter uns zu lassen und Wertschätzung für die wilde Natur zu haben, die sich in unseren Gärten ansiedelt. Viele Wildpflanzen, die in Gärten wachsen, eignen sich wunderbar für grüne Smoothies. Obwohl ich zur Zeit nur über einen kleinen Garten und Balkon verfüge, kann ich oft Giersch, Brennnesseln, Vogelmiere, Zitronenmelisse und Malve ernten, ohne dafür etwas gesät zu haben. ◼

Kaskade neurologischer Reaktionen auf Nahrung, wodurch sich der Verdauungstrakt optimal auf das einstellen kann, was da kommt. Meine Empfehlung ist, immer die ersten drei Schlucke des grünen Smoothies (oder generell die ersten drei Bissen einer Mahlzeit) besonders gründlich zu kauen. Damit initiiert man einen Rhythmus des langsamen Essens und gründlichen Kauens, und es ist eher unwahrscheinlich, dass man nach drei gründlich gekauten Bissen zum hastigen Essen übergeht.

Wenn zelluläre Sättigung nach einigen Monaten Befreiter Ernährung mehr und mehr erlebbar wird, können auch die Körperinstinkte starke Signale setzen. Vielleicht hat man manchmal schon morgens das Gefühl, dass man heute etwas Herzhaftes im Geschmack braucht, dann bieten sich die nicht-süßen Variationen der grünen Smoothies an. Vielleicht ist in manchen Phasen der Entgiftung oder Erneuerung von Nervenzellen der Hunger nach Fett sehr stark, sodass man eher rohe gesättigte Fette, die im nächsten Kapitel ausführlich beschrieben werden, als erste Nahrung des Tages zu sich nehmen will. Nach einigen Monaten der Umstellung auf die Befreite Ernährung ist es im Zweifelsfall immer richtig, sich auf das eigene Körpergefühl zu verlassen. Somit ist der Vorschlag, grüne Smoothies als erste Mahlzeit zu sich zu nehmen, zwar sehr sinnvoll, aber nicht als starre Regel zu betrachten.

Kindern können grüne Smoothies viel Freude machen, wenn sie an der Zubereitung beteiligt werden. Natürlich ist es komplett sinnlos, Kindern eine Ernährungsumstellung mit gesundheitlichen Argumenten zu verkaufen oder einfach nur zu bestimmen, was gegessen wird. Ich habe viele Teenager und junge Erwachsene kennengelernt, die gesundheitsbewusste Eltern hatten und für geraume Zeit in eine Junk-Food-Rebellion gehen mussten, weil sie als Kinder zu viel darüber gehört hatten, was gesund und ungesund sei. Wenn Eltern hingegen Kinder zum Entdecken und Pflücken von Wildkräutern mitnehmen, ihnen ein Paar Töpfe mit Gartenkräutern zur Aufzucht und Pflege überantworten, sie beim Herstellen der grünen Smoothies mitmachen lassen, kann dies ein spielerisches Interesse an natürlicher Nahrung fördern. Ich bin weit davon entfernt, zu behaupten, es gäbe den einen immer wirksamen Trick, der Kindern gesunde Ernährung schmackhaft macht, aber über das Einbeziehen ihrer Neugier und Kreativität ist es sehr viel leichter möglich als durch reine Anordnungen.

Als Faustregel empfehle ich, sich einmal täglich an einem grünen Smoothie satt zu essen. Dabei kann es natürlich keine vorgegebenen Mengen geben, es handelt sich ja einfach um Nahrung und nicht um ein genau zu dosierendes Medikament. Satt bedeutet in diesem Fall nicht das Gefühl, Wackersteine im Bauch zu haben, sondern ein angenehmes Gefühl, dass der Körper jetzt gut versorgt ist. Diese Art von Sattsein sollte mit einem Gefühl von Leichtigkeit im Körper einhergehen. Zelluläre Sättigung setzt manchmal erst etwa 20 Minuten nach Aufnahme des grünen Smoothies ein. In der Zeit der Umstellung kann das Gefühl hochkommen, dass man noch etwas »Richtiges« essen will, Brot, Käse, irgendetwas schwerer Verdauliches, weil man Sättigung noch mit dem schweren Gefühl nach einer deftigen Mahlzeit assoziiert. Wenn man dann allerdings 20 Minuten wartet, ist meistens der Wunsch, noch etwas essen zu wollen, verschwunden. Wahrscheinlich erreichen dann die ersten Vitalstoffe der grünen Smoothies die Körperzellen und eine wirkliche Sättigung setzt ein. Grüne Smoothies sollten als volle Mahlzeit betrachtet werden, nicht als Getränk, Vorspeise oder Zwischenmahlzeit. Die Verdauung und Assimilation der Vitalstoffe geschieht effektiver, wenn wir eine Mahlzeit ungestört verdauen und nicht gleich noch etwas anderes essen. Längere Pausen zwischen Mahlzeiten sind sehr wichtig für unser Hormonsystem und einen gesunden Energiestoffwechsel in den Mitochondrien. Wenn Sie nach einem grünen Smoothie einfach wieder warten, bis echter Hunger als körperlich spürbares Nahrungsbedürfnis einsetzt, sind Sie auf einem guten Weg.

Natürlich kann man grüne Smoothies auch mehr als einmal täglich trinken. In sehr fordernden Lebensphasen, in denen es manchmal keine Zeit für eine richtige Mahlzeit gibt, kann man sich morgens eine größere Portion grüne Smoothies zubereiten und tagsüber bei echtem Hunger immer mal ein paar Schluck nehmen. Wenn dann noch rohe gesättigte Fette (siehe nächstes Kapitel) bereitstehen, kann man manche Tage sehr gut überstehen, an denen das Essen aus Zeitgründen sonst zu kurz kommen würde. Für manche Studenten vor Prüfungen oder Eltern von Babys hat sich dieses Vorgehen bewährt. Vielleicht will nach einiger Zeit der Umstellung auch einfach der Körperinstinkt mehr grüne Smoothies und dem sollte man dann auch nachgeben. Sportler mögen grüne Smoothies als Regenerationsnahrung nach intensivem Training. Grüne Blätter liefern freie Aminosäuren und die Früchte leicht verdauliche Kohlenhydrate, gemeinsam mit hochwertigen Mineralstoffen, Vitaminen und Phytosubstanzen. Dies macht grüne Smoothies zu einer idealen Mahlzeit nach intensivem Training. Wenn man durch körperliche Anstrengung auf nüchternen Magen viel Nahrungsbedarf geschaffen hat, kann man auch 30 bis 60 Minuten nach einem grünen Smoothie noch eine Mahlzeit zu sich nehmen, wenn weiterhin Hunger besteht.

Mögliche Einwände gegen grüne Smoothies

Nach zehn Jahren praktischer Erfahrung und Hunderten von Gesprächen mit Menschen, die grüne Smoothies in ihre Ernährung aufgenommen haben, sind mir ausschließlich positive Erfahrungen bekannt. Fast alle spezifischen Ernährungsmaßnahmen haben Vor- und Nachteile und sind für manche Menschen geeignet und für andere nicht. Grüne Smoothies sind diesbezüglich eine Ausnahme. Dennoch gibt es auch manche Einwände, die gegen grüne Smoothies hervorgebracht werden. Interessanterweise habe ich bislang solche Einwände noch nie von Personen gehört, die eigene praktische Erfahrungen mit grünen Smoothies über einige Monate gesammelt haben. Um eventuellen Unsicherheiten vorzubeugen, sollen einige der Einwände, die manchmal zu hören sind, hier erörtert werden.

SCHÄDIGUNG DURCH MIXEN

Ein Einwand gegen das Pürieren von Rohkost, den ich manchmal von Anhängern der Natural-Hygiene-Lehre höre, ist der, dass ein Mixer durch die hohe Umdrehung des Schneidwerks Vitalstoffe zerstört. Oftmals wird dann behauptet, ein gepresster Saft sei die bessere Alternative. Es gibt bis heute keine mir bekannte wissenschaftliche Untersuchung, die einen solchen Vitalstoffverlust auch nur ansatzweise belegen würde. Die Dauer des Mixens, die je nach Zusammenstellung und Stärke des Mixers bei grünen Smoothies ca. 30 bis 60 Sekunden beträgt, ist viel zu kurz, um eine signifikante Erwärmung zu erzeugen. Wenn man einen Salat püriert und aus dem gleichen Salat einen Saft herstellt und beide nebeneinander stellt, kann man deutlich sehen, dass der Saft viel früher sedimentiert, was den Verlust an elektrischer Energie anzeigt. In der Praxis erlebt man ganz deutlich am eigenen Körpergefühl, dass grüne Smoothies eine tiefere zelluläre Sättigung bewirken als selbst die besten Säfte. Zelluläre Sättigung ist das direkte Ergebnis einer sehr guten Vitalstoffversorgung und dies geschieht durch grüne Smoothies auf äußerst effiziente Weise. Die möglichen Verluste durch Oxidation, hervorgerufen durch den Kontakt des Mixer-Schneidwerks mit den Blättern und Früchten, sind offensichtlich viel geringer als der große Vorteil, den das Mixen in Bezug auf die Assimilierbarkeit der in Zellulose eingeschlossenen Vitalstoffe mit sich bringt.

ROHKOST IST FÜR MICH NICHT RICHTIG

Manche Ernährungslehren wie Ayurveda oder TCM sprechen davon, dass rohe Nahrung für »luftige« Konstitutionstypen ungeeignet sei. Bei einer rohen Nahrung, die in Form von Salaten oder Rohkostplatten gereicht wird, mögen Menschen mit dieser Konstitution sicher Probleme mit der Verdauung oder auch einem ausbleibenden Sättigungsgefühl haben. Der grüne Smoothie löst das Problem auf elegante Weise, weil er rohe Nahrung in flüssiger Form darstellt und leichter assimilierbar ist als andere rohe oder gekochte Nahrung. Ich habe stark vata-betonte Menschen erlebt, die mit normaler Rohkost nie zurechtkamen und mit grünen Smoothies Quantensprünge in ihrer Gesundheit erlebt haben.

SCHMECKT NICHT

Okay, sicher ist es eine Tatsache, dass der Geschmackssinn des modernen Menschen überstimuliert ist. Bittere Geschmacksnoten, wie die der grünen Blätter, sind aus der üblichen Nahrung weitestgehend verbannt. Die kurzfristige emotionale Stimulation oder auch Beruhigung, die Menschen oftmals in Nahrung finden wollen, funktioniert eher mit extremen Reizen, wie sie durch den Verzehr von Zucker, stark gesalzenen oder anderweitig gewürzten Nahrungsmitteln auftreten. Wer denkt schon bei Liebeskummer oder Stress im Büro eher an einen Salat als an Pizza, Eiskrem oder Schokolade? Es mag also sein, dass der milde Geschmack eines grünen Smoothie mit der leicht bitteren Komponente der grünen Blätter anfangs nicht der reinste hedonistische Genuss ist.

Wenn nach anfänglicher Skepsis grüne Smoothies tatsächlich ausprobiert werden, gibt es oft einige Überraschung darüber, dass dieser grüne Brei viel besser schmeckt als vermutet. Ganz wichtig aber ist es, sich nochmals folgende Tatsache bewusst zu machen: Geschmack ist nicht in Lebensmitteln enthalten, sondern eine Tätigkeit unseres Gehirns. Wie uns Dinge schmecken, ist eine veränderliche Erfahrung. Wem grüne Smoothies anfangs nicht so gut schmecken, der ist wahrscheinlich noch mit Reizen der denaturierten Nahrung überstimuliert, doch das ändert sich in kurzer Zeit. In vielen Fällen habe ich erlebt, dass sich eine erste negative Reaktion auf den Geschmack innerhalb von einer Woche in die Aussage »Richtig lecker!« verwandelte. Auf Dauer muss uns unsere Nahrung gut schmecken, um gesund zu sein. Das alte Klischee von der gesunden, aber geschmacklosen Karnickelnahrung hat nichts mit der Realität zu tun, denn was auf Dauer schlecht schmeckt, ist auch nicht gut für uns. Es lohnt sich, grüne Smoothies mal für drei Monate täglich zu sich zu nehmen, in diesem Zeitraum regeneriert sich die Geschmacksempfindung und grüne Blätter werden dann als etwas Wunderbares erlebt. Durch grüne Smoothies lernen wir, die sinnlichen Freuden einfacher und natürlicher Dinge in der Ernährung zu schätzen.

ICH NEHME DOCH SCHON AFA-ALGEN, SPIRULINA, GERSTENGRAS

Grüne Nahrungsergänzungen, wie AFA-Algen, Spirulina und Gerstengras, können sehr wertvoll sein. Sie ersetzen jedoch nicht die grünen Smoothies. Alleine der Effekt der Regeneration an Magensäure ist etwas, das in dieser Zuverlässigkeit nur grüne Smoothies bewirken. Grüne Algen und Pulver sind sehr gute Nahrungsergänzungen, aber sie sind keine Mahlzeit, die eine tiefe zelluläre Sättigung bewirkt. AFA-Algen sind eine exzellente Gehirnnahrung und können sehr gut zusätzlich zu grünen Smoothies eingenommen werden.

ICH BIN ANHÄNGER DER XYZ-ERNÄHRUNG

Manchmal begegnen mir Menschen, die ein bestimmtes Ernährungssystem zu einer Quasi-Religion erhoben haben. Ich würde niemals empfehlen, dies mit der Befreiten Ernährung zu tun. Meine bisherige Beobachtung ist die, dass Menschen bei der Befreiten Ernährung bleiben, weil es ihnen ihr Körperinstinkt sagt, nicht weil ich es ihnen sage. Aber wenn jemand mit der Befreiten Ernährung vertraut ist und etwas anderes ausprobieren will, nur zu. Ich habe mehr Vertrauen in die Körperinstinkte der Menschen als in irgendwelche Theorien, meine eigenen eingeschlossen.

Vielleicht hat jemand einfach mit einem anderen Ernährungssystem gute Erfahrungen gemacht und zögert, diese mal zur Seite zu stellen, um etwas Neues zu versuchen. Es dauert meiner Beobachtung nach nie länger als drei bis vier Monate, bis man die zelluläre Sättigung der Befreiten Ernährung erlebt, was dazu führt, dass man von ganz alleine damit weitermachen will. Die Befreite Ernährung sehe ich auch nicht im Widerspruch zu den Erkenntnissen der großen Pioniere der natürlichen Ernährung, wie Weston Price, Dr. Bruker, Dr. Johanna Budwig, Bernhard Jensen, Paavo Airola, Gabriel Cousens und vieler anderer. Die Befreite Ernährung bezieht das Wissen aus anderen Ernährungssystemen mit ein und will letzten Endes die Menschen von allen theoretischen Konzepten befreien – wenn ihre Körperinstinkte durch zelluläre Sättigung erweckt sind, brauchen sie weder meine noch sonstige Theorien.

Testen Sie einmal drei Monate lang grüne Smoothies und die anderen Elemente der Befreiten Ernährung. Wenn Ihnen danach Ihre alte Ernährungsweise besser gefällt, können Sie zu ihr zurückkehren.

Zusammenfassung von *Grüne Smoothies*

- Grüne Smoothies sind ein essentieller Bestandteil einer idealen Ernährung. Sie können durch keine andere Form der pflanzlichen Nahrung ersetzt werden.

- Grüne Smoothies regenerieren die Magensäureproduktion und verbessern so die Verdauung.

- Um ihre Wirkung voll zu entfalten, sollten grüne Smoothies so hergestellt werden wie angegeben.

- Andere Formen pflanzlicher Nahrung, roh oder gekocht, Saft, andere Arten von Smoothies etc. können in die Ernährung aufgenommen werden, haben aber nicht die Wirkung der grünen Smoothies.

- Wildpflanzen bereichern die grünen Smoothies und damit unsere Gesundheit in besonderer Weise.

- Grüne Smoothies sind die ideale erste Mahlzeit, nachdem gesunder Hunger entstanden ist.

- Grüne Smoothies sollten als eigene Mahlzeit betrachtet werden, nicht als Getränk oder Vorspeise. Eine tiefe zelluläre Sättigung setzt oft etwa 20 Minuten nach der Einnahme ein.

Rohe gesättigte Fette

Falls Sie bei der Kapitelüberschrift denken, es handele sich um einen Schreibfehler, seien Sie versichert: Ich meine wirklich rohe *gesättigte* Fette. Wenn man sich heutzutage mit Ernährung beschäftigt, liest und hört man überall von den wichtigen mehrfach *ungesättigten* Fettsäuren. Diese Aufklärung ist begrüßenswert, denn lange Zeit wurden Fettsäuren zu wenig beachtet. Wenn heutzutage die Omega-3- und Omega-6-Fettsäuren (mehrfach ungesättigt) erläutert werden, wird auch oft auf die verheerenden Wirkungen der Trans-Fettsäuren eingegangen. Diese Aufklärungsarbeit ist sehr wichtig, denn die in der Herstellung von Margarine und anderen gehärteten Fetten entstehenden Trans-Fettsäuren gehören zu den schädlichsten Nahrungssubstanzen. Die durch diese Aufklärung verbreitete Information umfasst die folgenden Punkte:

- Die beiden Gruppen mehrfach ungesättigter Fettsäuren (Omega-3 und Omega-6) sind essenziell für viele Körperfunktionen und müssen in naturbelassener Form aufgenommen werden.
- Der Begriff »kaltgepresst« ist bei Speiseölen völlig irreführend, da die meisten handelsüblichen Öle *nach* der Pressung mit hohen Temperaturen von 180 bis 240 Grad verarbeitet werden.

- Diese hohen Temperaturen führen zu sehr nachteiligen Veränderungen an ungesättigten Fettsäuren, die dadurch wertlos werden; außerdem entstehen gesundheitsschädliche Substanzen, unter anderem freie Radikale.
- Noch nachteiliger ist die Härtung bzw. teilweise Härtung von Fetten. Dies betrifft vor allem Margarine und Fertigprodukte, die als Zutat »pflanzliche Fette, z. T. gehärtet« enthalten. Die bei der Härtung von Fetten entstehenden Trans-Fettsäuren sind eine der Hauptursachen zahlreicher Zivilisationskrankheiten.
- Als ideales Mengenverhältnis von Omega-6- zu Omega-3-Fettsäuren wird 3:1 angegeben. Dieses Mengenverhältnis weisen nur sehr wenige Lebensmittel (auch nur annähernd) auf, es kommt z. B. in Hanfsamen vor. Insgesamt enthält die moderne Ernährung zehn- bis dreißigmal mehr Omega-6- als Omegsa-3-Fettsäuren. Deshalb wird oftmals Leinöl empfohlen, dessen besonders hoher Omega-3-Gehalt den weit verbreiteten Mangel ausgleichen kann.
- Leinöl und andere hochwertige Öle sollten Bio-Qualität haben, kühl und lichtgeschützt gelagert werden.

Diese Informationen sind sehr wertvoll und haben vielen Menschen geholfen, sich wesentlich gesünder mit Fetten zu versorgen, als es bei der Durchschnittsernährung mit stark denaturierten Fetten und Trans-Fettsäuren der Fall ist. Dennoch wird die große Bedeutung der Nahrungsfette noch nicht erkannt. Über die entscheidende Funktion roher gesättigter Fette wird wenig gesprochen, allenfalls gibt es gelegentlich einen Hinweis darauf, dass Kokosöl ein gesundes Fett ist. Im Laufe der letzten zehn Jahre, in denen ich das Konzept der Befreiten Ernährung entwickelt habe, habe ich zahlreiche gut informierte Gesundheitsenthusiasten getroffen, die sich mit Leinöl und anderen hochwertigen Ölen versorgten und stark denaturierte Fette vermieden. Viele von ihnen waren verständlicherweise skeptisch, als ich ihnen vorschlug, ihre Fettzufuhr zu verändern und mehr rohe gesättigte Fette zu sich zu nehmen. Nach einer Umstellungszeit von nur drei bis vier Monaten ist aber bisher jeder »Konvertit« bei dieser neuen Art der Fettversorgung geblieben. Die eigene Körpererfahrung ist so überzeugend, dass sich alle theoretischen Fragen zur richtigen Fettversorgung erübrigen.

Die Forschung von Weston Price

Wenn wir die Zusammensetzung des Fetts in der menschlichen Muttermilch betrachten, erkennen wir ein Übergewicht an gesättigten Fettsäuren und einen kleinen Anteil an Omega-3- und Omega-6-Fettsäuren. Ein Übergewicht an gesättigten zu ungesättigten Fettsäuren findet sich auch in der Ernährung gesunder Völker. Hier ist die Forschung von Weston Price von großer Bedeutung. Weston Price war Zahnarzt in Cleveland im US-Bundesstaat Ohio und erkannte 1920 eine erschreckende Zunahme degenerativer Zahn- und Kiefererkrankungen bei Menschen, die vom Land in die Städte zogen und ihre traditionellen Lebensmittel zugunsten von Konserven, Milchpulver, Zucker, Weißmehlprodukten und anderer denaturierter Nahrung aufgaben. Diese Beobachtung veranlasste Weston Price, auf der ganzen Welt nach gesunden Völkern zu suchen und ihre Ernährungsgewohnheiten zu studieren.

In einer Zeit ohne Reisebüros, Linienflüge, ganz zu schweigen vom Internet, war es eine bemerkenswerte Leistung, dass es ihm gelang, zwischen 1920 und 1930 gesunde Bevölkerungsgruppen auf der ganzen Welt ausfindig zu machen und eine Zeit lang bei ihnen zu leben. Price war ein sehr gewissenhafter Forscher und es war die perfekte Zeit für seine Studien. Im Jahrzehnt seiner Forschungsreisen fand er diverse Völker, bei denen ein Teil des Volkes die traditionelle, weitestgehend naturbelassene Nahrung zu sich nahm, und ein anderer Teil begann, auf westlich-zivilisierte Nahrungsmittel umzusteigen. So konnte Price die unterschiedlichen Wirkungen von naturbelassener und denaturierter Nahrung wirksam untersuchen.

Die Ergebnisse dieser Forschungen sind bis heute eines der eindrucksvollsten Zeugnisse, wie tief greifend unsere Nahrung die Lebensqualität beeinflusst. Bei den Naturvölkern, die ihre traditionelle, natürlich gewachsene Nahrung hatten, gab es einen Kariesbefall bei weniger als 1 % der Zähne. Innerhalb weniger Jahre mit zivilisierter Nahrung lag dieser Befall bei 30 bis 40 %, ähnlich wie es in der westlichen Welt der Fall ist. Weston Price fand heraus, dass einige Krankheiten, wie zum Beispiel eine akute Angina Pectoris, nur bei Menschen auftreten, die gleichzeitig Karies haben. Manche Völker, die er untersuchte, lebten in einer Klimazone, die Herausforderungen an ihre Gesundheit stellte. So kam es bei Eskimos durchaus zu Tuberkulose-Erkrankungen. Solange die Eskimos ihre ursprüngliche Nahrung mit rohem Fisch, Fleisch und im Sommer auch Tundrakräutern und Beeren zu sich nahmen, verlief die Tuberkulose aber in jedem Fall mild, war nach kurzer Zeit ausgeheilt und hinterließ keine negativen Folgen. Als Teile der Eskimo-Bevölkerung auf westliche Nahrung umstiegen und Zucker, Weißmehl und Konservenfisch aßen, gab es plötzlich eine Epidemie bösartiger Tuberkulose-Fälle, mit ihren zerstörerischen Folgen für die Gesundheit der betroffenen Menschen. In vielen Fällen kam es aber auch dann zu einer vollständigen Heilung, wenn die Erkrankten in das Dorf ihrer Eltern zurückkehrten und ihre traditionelle Ernährungsweise wieder aufnahmen.

Weston Price konnte ganz ähnliche Phänomene bei Völkern auf südpazifischen Inseln, Bergbauern in der romanischen Schweiz, afrikanischen Stämmen und auf einer abgelegenen Insel vor der Küste Schottlands feststellen. Bei traditioneller Nahrung bildeten sich Kiefer und Gesichtsknochen der Menschen voll aus. Es gab immer perfekte Kiefernbögen und die Männer eines Volkes sahen alle wie Brüder aus, die Frauen wie Schwestern. Ähnlich wie wir es von wildlebenden Säugetierarten kennen, die sich alle zu ganz ähnlichen Proportionen entwickeln, stellte Price fest, dass es offensichtlich ein genetisches Potenzial für die Knochenentwicklung jeder ethnischen Gruppe von Menschen gibt, das sich bei natürlicher Nahrung entfaltet. Sobald Menschen auf denaturierte Nahrung umsteigen, entwickeln sich bei den Kindern der nächsten Generationen Zähne, Kiefer und Gesichtsformen nicht mehr natürlich. Aus der Forschung von Price und den vielen beeindruckenden Fotos, die er von Menschen des gleichen Volkes, aber mit unterschiedlicher Ernährungsweise machte, muss der Schluss gezogen werden, dass die meisten Gesichtsformen wie zum

Beispiel schmale Kiefernbögen, Überbisse, Unterbisse, hochgezogene Nasenspitzen und andere Erscheinungen, die allgemein als völlig normal gelten, in Wirklichkeit Fehlentwicklungen durch denaturierte Nahrung sind.

Nachdem Weston Price auf der ganzen Welt die gleichen Beobachtungen über die Auswirkungen natürlicher und denaturierter Nahrung machen konnte, kam er zu einigen wesentlichen Schlussfolgerungen, die für uns an dieser Stelle besonders wichtig sind:

▷ **Jedes gesunde Volk genießt fettreiche Nahrung**
Von den Schweizer Bergbauern, die ihr Vollkornbrot fingerdick mit Rohmilchbutter bestrichen, bis zu den südpazifischen Völkern, deren Ernährung zu 40 bis 60 % aus Kokosnüssen und Kokosöl bestand, hatten alle gesunden Völker, die Price untersuchte, eine natürliche Vorliebe für fettreiche Nahrung und nahmen dadurch meistens auch viel Cholesterin zu sich. Sie waren dabei frei von Übergewicht, Herz-Kreislauferkrankungen und anderen Problemen, die heutzutage in der zivilisierten Welt weit verbreitet sind. Mit dem Einzug der zivilisierten Nahrungsmittel wurden denaturierte Fette üblich, der Fettgehalt in der Nahrung ging dabei signifikant zurück, was alle möglichen Krankheiten zur Folge hatte.

▷ **Jedes gesunde Volk isst reichlich gesättigte Fette, meistens in roher Form**
Keines der gesunden Völker, die Weston Price untersuchte, konsumierte Pflanzenöl mit einem Übergewicht an ungesättigten Fettsäuren. Manche Volksgruppen im Südpazifik stellten Kokosöl her, aber dies besteht zu 90 % aus gesättigten Fettsäuren. Ansonsten bestand der Fettanteil der Ernährung zum großen Teil aus rohem Milchfett, rohen Eiern, bei manchen Völkern aus Fisch. Auch Fisch enthält keineswegs nur die Omega-3-Fettsäuren, die oft als Grund angegeben werden, warum es gesund sei, Fisch zu essen. Wie in allen tierischen Fetten ist auch im Fisch eine Basis von gesättigten Fettsäuren vorhanden. Die besonders langkettigen ungesättigten Fettsäuren in Fisch, EPA und DHA, sind somit »eingebettet« in gesättigte Fettsäuren. Sie

sind außerdem sehr hitzeempfindlich, was gekochten oder gebratenen Fisch als gute Fettsäurequelle weitestgehend ausschließt. Wenn man nicht wie die Isländer oder Norweger zu einem Volk gehört, das in einer Klimazone lebt, wo es auf Fisch als Grundnahrungsmittel angewiesen ist, sollte man in der heutigen Zeit Fisch aus vielen Gründen nicht als Grundnahrungsmittel nutzen.

▸ **Rohmilchfett und Kokosfett nehmen eine Sonderstellung unter den Fetten ein**

In seinen Forschungen sah Weston Price, dass rohes Milchfett von grasfressenden Tieren eine besondere Rolle für die Gesundheit vieler Völker spielte. Völker in tropischen Regionen, die keine Milchtierhaltung betrieben, hatten dafür einen großen Anteil an Kokosnüssen und daraus hergestellten Produkten in ihrer Ernährung. Auch Fisch spielte bei einigen gesunden Völkern eine wichtige Rolle, allerdings ist aufgrund der heutigen Umweltbelastung Fisch nicht mehr als Grundnahrungsmittel empfehlenswert. Selbst in Grönland, wo viele Menschen noch traditionelle Nahrung essen, kommt es seit Jahren zu einer Häufung von Krebs und Lebererkrankungen, weil der Fisch und das Robbenfett in der Ernährung eine starke toxische Belastung aufweisen. Rohmilchbutter und Kokosnüsse können für die heutige Zeit als wesentliche Fettquellen angesehen werden. Weston Price konnte in der Rohmilchbutter einen Enzymkomplex isolieren, den er einfach X-Faktor nannte und der nur in rohem Milchfett von grasfressenden Tieren vorkommt. Dieser X-Faktor hat offensichtlich erstaunliche heilende Wirkungen auf das Gehirn und Nervensystem. Rosalin Wulzen fand ein weiteres Enzym in der Rohmilchbutter, den Wulzen-Faktor, der starke regenerative Wirkungen bei Entzündungen hat. Wenn Tiere Gras fressen, enthält ihr Milchfett Omega-3- und Omega-6-Fettsäuren, die bei Silo-Fütterung fast vollständig fehlen. Aufgrund der nicht artgerechten Tierhaltung bildete sich die Meinung heraus, Butter würde dem Körper keine mehrfach ungesättigten Fettsäuren zuführen. Bei natürlicher Tierhaltung auf der Weide und mit Heufütterung im Winter ist das komplett anders. Das Mengenverhältnis zwischen gesättigten und mehrfach ungesättigten Fettsäuren in der Rohmilchbutter von grasfressenden Tieren ähnelt dem der menschlichen Muttermilch.

Das Fett der Kokosnuss besteht zu 48 % aus Laurinsäure, die auch in der menschlichen Muttermilch eine wichtige Rolle spielt und einen hervorragenden Schutz vor Parasiten ermöglicht. Kokosnüsse enthalten außerdem ein breites Spektrum an Mineralstoffen und Spurenelementen, das in seiner Zusammensetzung dem gesunden menschlichen Blutplasma sehr nahe kommt. Bei Produkten, die nicht nur das Kokosöl, sondern die gesamten essbaren Bestandteile der Kokosnuss enthalten, wird das gesunde Fett durch diese gleichzeitige Mineralstoffzufuhr aufgewertet. Rohmilchbutter und Kokosnüsse sind außerdem exzellente Quellen für fettlösliche Vitamine.

Rohe gesättigte Fette als Schlüssel für die zelluläre Wasserversorgung

In den zehn Jahren, in denen ich rohe gesättigte Fette als eine der Grundlagen einer optimalen Ernährung empfehle, hat sich ein Effekt mit erstaunlicher Konstanz eingestellt: Der menschliche Körper wird wesentlich besser hydriert. Seit vielen Jahren wird gepredigt, dass Wassertrinken gut für die Gesundheit sei. Sicherlich ist es sehr wichtig, darauf hinzuweisen, dass wir sauberes Wasser als Getränk brauchen, dass Kaffee oder Limonaden keine geeignete Flüssigkeitszufuhr darstellen und dass ein guter Wasserfilter eine sinnvolle Anschaffung ist. Aber einfach große Mengen an Wasser zu trinken und zu glauben, viel hilft viel, berücksichtigt nicht die biologische Komplexität des menschlichen Körpers. Wenn rohe gesättigte Fette zur Ernährungsgrundlage werden, erlebt man eine bessere zelluläre Wasserversorgung. Schleimhäute fühlen sich feuchter an, der Durst wird geringer und es setzt ein Gefühl ein, dass der Durst wirklich gestillt wird. Hat man eine Weile die Befreite Ernährung praktiziert und dann einige Tage oder eine Woche lang keine rohen gesättigten Fette zu sich genommen, nimmt der Durst oft erheblich zu und ein Hunger auf rohe

DER MYTHOS VOM SCHÄDLICHEN CHOLESTERIN

Ende der 1960er Jahre unternahmen die Sojaöl-Industrie in den USA und die Margarine-Industrie in Deutschland massive Anstrengungen, um Cholesterin und Butter in Verruf zu bringen und ihre Produkte als bessere Alternative darzustellen. In den USA wurden an jede Arztpraxis als wissenschaftliche Information getarnte Werbematerialien geschickt, die Cholesterin als Verursacher für Herzinfarkte darstellten.

Nichts davon entspricht der Wirklichkeit. Arteriosklerotische Ablagerungen bestehen nur zu 10–13 % aus Cholesterin und oft zu 30 % aus Proteinen, niemand würde auf die Idee kommen, deshalb vor Protein in der Ernährung zu warnen. Oxidiertes Cholesterin kann gesundheitsschädlich sein, es entsteht zum Beispiel beim Braten von Eiern. Butter, ganz besonders Rohmilchbutter, und rohe Eier sind sehr gesunde Cholesterinquellen. Cholesterin ist ein lebenswichtiger Stoff, fast alle körpereigenen Steroidhormone, inklusive der Sexualhormone, werden aus Cholesterin gebildet.

Alle gesunden Naturvölker, die Weston Price auf seinen Forschungsreisen studierte, nahmen cholesterinreiche Nahrung zu sich. Diese Menschen waren frei von Herz-Kreislauferkrankungen. Ein sehr niedriger Cholesterinspiegel kann möglicherweise Depressionen in der Entstehung begünstigen. Herz-Kreislauferkrankungen werden maßgeblich durch raffinierten Zucker, Trans-Fettsäuren (gehärtete Fette wie z. B. Margarine), Bewegungsmangel und emotionale Belastungen verursacht. ∎

gesättigte Fette setzt ein, wie man ihn in Bezug auf pflanzliche Öle mit überwiegend ungesättigten Fettsäuren nie gekannt hat.

Die genauen biologischen Zusammenhänge zwischen rohen gesättigten Fetten und zellulärer Wasserversorgung sind nicht vollständig bekannt. Die eigene Erfahrung zeigt jedoch, dass ungesättigte Fettsäuren den Körper dehydrieren. Gesättigte Fettsäuren scheinen diese Wirkung auszugleichen, wenn sie in größerer Menge als ungesättigte Fettsäuren konsumiert werden. Wenn man nach einem halben bis einem Jahr der Befreiten Ernährung mit ihrem Übergewicht an rohen gesättigten Fettsäuren mal wieder reichlich Öle mit mehr ungesättigten Fettsäuren zu sich nimmt und auf die rohen gesättigten Fette verzichtet, nimmt das Durstgefühl stark zu und man spürt, dass die Wasserversorgung der Zellen nicht optimal ist, auch wenn große Mengen getrunken werden.

Rohe gesättigte Fette und das Ausleiten von Schwermetallen

Toxische Belastungen mit Schwermetallen sind eines der großen Gesundheitsthemen unserer Zeit. Durch die Aufklärung von ganzheitlich orientierten Zahnärzten und Toxikologen wissen wir heute im Detail, welche großen Belastungen für die Gesundheit durch die Amalgam-Zahnfüllungen entstehen. Schwermetalle sind auch ein wichtiges Argument dafür, den Verzehr von Seefisch und von Tierprodukten aus konventioneller Landwirtschaft zu reduzieren. Impfstoffe werden oftmals mit methyliertem Quecksilber haltbar gemacht, der giftigsten Form von Quecksilber. Aus vielen verschiedenen Quellen sind wir Schwermetallen ausgesetzt. Dadurch ist die Ausleitung von Schwermetallen aus dem Körper ein wesentliches Gesundheitsthema geworden. Auch wenn es viele gute naturheilkundliche Ansätze zur Schwermetallausleitung gibt, sind die Resultate durchwachsen. Immer wieder begegnen mir Menschen, die seit Jahren diverse Programme zur Ausleitung von Schwermetallen durchlaufen haben und immer noch belastet sind. Eine sehr unangenehme Begleiterscheinung dieser Ausleitungen sind oftmals akute Vergiftungssymptome, weil sich die Schwermetalle zwar aus Zellstrukturen oder Fettgewebe lösen, dann aber zunächst im Körper wieder neue Auswirkungen haben, bevor sie (vielleicht) ausgeleitet werden können. Wenn Menschen mit Schwermetallbelastungen jedoch beginnen, die Fettzufuhr grundlegend zu verändern und rohe gesättigte Fettsäuren in ausreichender Menge zu sich zu nehmen, kann der Körper endlich wirklich

EIN MÖGLICHER PSYCHOLOGISCHER HINTERGRUND, WARUM FETTARME DIÄTEN SO BELIEBT SIND

Seit Jahrzehnten wird von sogenannten Ernährungsexperten empfohlen, den Fettanteil in der Ernährung zu reduzieren, da sich dadurch das Gewicht und somit das Risiko eines Herzinfarkts reduzieren ließe. Im Gegensatz dazu leben gesunde Völker, die weder von Herzinfarkten noch Übergewicht geplagt sind, von fettreicher, aber eben naturbelassener Nahrung. Woher kommt also der hartnäckige »Fettarm«-Wahn? Meiner Meinung nach gibt es hier einen wichtigen psychologischen Hintergrund. Unsere Gesellschaft hat die Sofortbefriedigung von Wünschen und Launen in einem Ausmaß zum Wert erhoben, dass dem menschlichen Wesen inzwischen etwas Wichtiges fehlt. Frühere Kulturen haben Wert darauf gelegt, dass Fasten, Disziplin und Entsagung auf der einen und Feiern und fröhliches Zelebrieren der Sinnesfreude auf der anderen Seite in einem ausgewogenen Verhältnis standen. In der heutigen Kultur des Überflusses scheinen sich viele Menschen unbewusst Formen der Askese zu suchen – sei es durch besondere sportliche Herausforderungen oder durch fettarme Ernährung –, die sich einfach nicht gut anfühlen. Wer längere Zeit fettarm isst, ist oft stolz und hat das Gefühl, eine Leistung vollbracht oder Gelüste bezwungen zu haben. Fettarme Ernährung ist unbefriedigend. Genau dies aushalten zu können, scheint ein unbewusstes Bedürfnis vieler Menschen zu sein, die sich an bestimmte Diäten halten. ∎

entgiften. Oftmals ist nach sechs bis zehn Monaten der Spuk vorbei und die Belastungen sind weitestgehend verschwunden. Ich kann nicht garantieren, dass dies im Einzelfall eintritt, aber die Anzahl von Menschen mit hohen Schwermetallbelastungen, die nur durch rohe gesättigte Fette von ihren Problemen befreit wurden, ist erstaunlich hoch. Besonders angenehm ist dabei der Umstand, dass es eben nicht zu starken Entgiftungserscheinungen kommt. Bei allem Respekt für das Prinzip der Heilungskrise, manchmal wird es in naturheilkundlichen Kreisen überstrapaziert. Wenn Gifte, die man ausleiten will, während eines Entgiftungsprozesses sehr starke Symptome hervorrufen, ist dies möglicherweise ein Zeichen dafür, dass er nicht besonders effektiv ist.

Rohe gesättigte Fette können Schwermetalle so binden, dass sie durch den Darm ausgeschieden werden, ohne neue Vergiftungssymptome auszulösen. Heilungskrisen verlaufen in der Befreiten Ernährung grundsätzlich relativ mild.

Neben Schwermetallen gibt es heutzutage eine Fülle von fettlöslichen Toxinen, die uns belasten können. Aus diesem Grund ist ein Umdenken beim Thema Entgiftung des Körpers notwendig. Naturheilkundliche Ansätze früherer Zeiten haben Fasten, rohes Obst und Gemüse, bestimmte Kräuter und äußerliche und innerliche Anwendungen von Moor, Heilerde und so weiter als gute Mittel zur Entgiftung angesehen. Alle diese Dinge sind durchaus hilfreich, aber sie eliminieren keine fettlöslichen Gifte. Hier sind rohe gesättigte Fette in der Ernährung von großer Bedeutung. Mehrfach ungesättigte Fettsäuren sind wichtig für viele biologische Funktionen, aber zur Entgiftung fettlöslicher Toxine tragen sie nichts bei.

Rohe gesättigte Fette in der Praxis

Ich empfehle normalerweise eine Umstellungszeit von drei Monaten, in denen man den rohen gesättigten Fetten eine Chance gibt, den eigenen Fetthaushalt neu zu gestalten. Während dieser Zeit ist es hilfreich, die hier gegeben Empfehlungen so konsequent wie möglich zu befolgen. Wenn Sie gesunden Hunger zulassen und grüne Smoothies zu sich nehmen, verstärken sich die positiven Wirkungen der rohen gesättigten Fette, denn in der Befreiten Ernährung greifen die verschiedenen Elemente ineinander und ergeben einen Synergie-Effekt. Der Verzehr von rohen gesättigten Fetten erlaubt einige Optionen, die Sie variieren können, je nachdem, was Sie in Ihrer Gegend bekommen und was Sie vom Körpergefühl her mögen.

ROHMILCHBUTTER UND KOKOSMUS/KOKOSÖL

Rohmilchbutter gibt es nicht im gewöhnlichen Handel, auch nicht in Bioläden (mit wenigen Ausnahmen). Gelegentlich führen Feinkostläden Rohmilchbutter aus Frankreich, die aber oft gesalzen ist und meiner Ansicht nach nicht immer eine hochwertige Qualität hat. Das entscheidende Kriterium der Rohmilchbutter ist, dass sie aus Rahm hergestellt wird, der nicht pasteurisiert wurde. In Deutschland verkaufen manche Hofläden von Bauernhöfen Rohmilchbutter. Hier ist es sinnvoll, sich einmal in der Gegend, in der man wohnt, nach Bauernhöfen zu erkundigen, die eventuell Rohmilchbutter anbieten. Derzeit liegt mir keine Liste solcher Höfe für Deutschland vor, aber auf der Website **www.befreite-ernaehrung.de** werden wir Informationen von Lesern diesbezüglich sammeln und veröffentlichen. In Österreich und der Schweiz ist es kein Problem, Rohmilchbutter zu bekommen. Was in Österreich normalerweise als Bio-Bauernbutter bezeichnet wird, hat praktisch immer Rohmilchqualität und ist auf zahlreichen Märkten und auch in Geschäften erhältlich. In der Schweiz gibt es in Reformhäusern Butter, die aus nicht pasteurisiertem Rahm hergestellt und dementsprechend deklariert ist.

Kokosmus und Kokosöl sind die andere wesentliche Quelle von rohen gesättigten Fetten, die ich empfehle. Wenn Rohmilchbutter für Sie nicht zugänglich ist, können Sie auf diese beiden Produkte zurückgreifen. Auch wenn Sie Rohmilchbutter bekommen, sind Kokosmus oder Kokosöl eine wunderbare geschmackliche Bereicherung in der gesunden Küche.

Kokosöl in guter Qualität finden Sie in allen Bioläden. Man kann sich auch einen Vorrat anlegen, da Kokosprodukte sehr lange haltbar sind. Unter **www.amanprana.de** oder **www.drgoerg.com** können Sie sehr gutes Kokosöl bestellen. Kokosöl ist eine preiswerte Möglichkeit, sich mit gesättigten Fettsäuren in Rohkostqualität zu versorgen.

Warnung: Das Kokosfett, das in Supermärkten zum Braten angeboten wird, ist auf keinen Fall zu empfehlen. Es stammt zwar aus der Kokosnuss, wird aber durch höchst fragwürdige Methoden extrahiert. Bitte verwenden Sie ein Kokosöl in Bio-Qualität.

Kokosmus ist noch wertvoller als Kokosöl, weil es alle essbaren Bestandteile der Kokosnuss enthält. Kokosmus ist geschmacklich ein Traum, ich sehe immer wieder begeisterte Reaktionen, wenn ich bei Vorträgen etwas davon zum Probieren verteile. Der Preis von Kokosmus in Rohkostqualität ist höher als der von Kokosöl, aber er ist es aus meiner Sicht auch wirklich wert. Alle wertvollen Mineralstoffe der Kokosnuss sind hier enthalten. Der Geschmack, der eher an ein Dessert als an »Gesundheitsfutter« erinnert, macht auch Kindern oder skeptischen Ehemännern den Zugang zu gesünderem Essen leicht. Kokosmus in Rohkostqualität ist erhältlich bei **www.drgoerg. com** und **www.keimling.de.**

Wenn Sie Rohmilchbutter und/oder Kokosmus/Kokosöl in Ihrer Küche haben, können Sie loslegen. Viele meiner Klienten begannen zunächst mit Kokosmus, weil es leicht zu bestellen ist, und haben sich dann die Zeit genommen, eine Quelle für Rohmilchbutter in ihrer Umgebung ausfindig zu machen. Wenn Sie eine der beiden grundlegenden Fettquellen der Befreiten Ernährung – Rohmilchbutter oder Kokosmus/Kokosöl – nutzen, ist das schon sehr gut. Wenn es Ihnen darüber hinaus möglich ist, beide zu nutzen, ist dies ein wunderbarer Bonus, jedoch keine unabdingbare Voraussetzung.

KOKOSNÜSSE

Da ich Kokosmus und Kokosöl empfehle, stellt sich natürlich die Frage, warum man nicht gleich ganze Kokosnüsse verzehren sollte. Junge Kokosnüsse sind ein wunderbares Nahrungsmittel. Die braunen Kokosnüsse, die üblicherweise im Handel angeboten werden, sind normalerweise alt und wenig empfehlenswert. Ein Auswanderer in die Südsee erzählte mir einmal, dass es auf einigen pazifischen Inseln Affen gibt, die sich zum großen Teil von Kokosnüssen ernähren, mit den alten braunen Nüssen aber eine Art Fußball spielen und nicht auf die Idee kommen würden, sie zu essen.

Junge Kokosnüsse sind oftmals in asiatischen Lebensmittelläden erhältlich. Sie werden auch als Pagode-Kokosnüsse bezeichnet, weil ihre äußere weiße Hülle die Form einer Pagode hat. Sie sind ein saisonales Produkt, was ein Grund dafür ist, dass ich Kokosmus und Kokosöl empfehle, weil wir diese Produkte das ganze Jahr über beziehen können. Wenn junge Kokosnüsse im Angebot sind, stellen sie eine wunderbare Bereicherung des Speiseplans dar.

ROHE EIER

Auch wenn sie bei der Überschrift das Gesicht verziehen, so besteht doch kein Grund zur Panik. Rohe Eier *können* als wertvolle Fettquelle in die Befreite Ernährung aufgenommen werden, es geht aber auch ohne sie. Davon abgesehen, empfehle ich eine Zubereitungsform, die köstlich ist. Tiramisu und Kuchenteig, den wohl jeder von uns als Kind gerne geschleckt hat, enthalten schließlich auch rohe Eier.

Eier von gesunden Hühnern enthalten sowohl gesättigte Fettsäuren wie auch Omega-3- und Omega-6-Fettsäuren in einem für uns günstigen Verhältnis. Außerdem sind sie in roher Form die beste Nahrungsquelle für Cholin, eine sehr wichtige Substanz für die Produktion des Neurotransmitters Acetylcholin. Weston Price erlebte bei seinen Untersuchungen der Ernährungsgewohnheiten gesunder Völker immer wieder, dass rohe Eier vermehrt von Menschen gegessen wurden, die Kinder zeugen wollten, und zwar von Männern und Frauen gleichermaßen. Immer wieder sind mir ältere Leute begegnet, die in bäuerlichen Verhältnissen aufgewachsen waren und die rohe Eier als Stärkungsmittel von ihren Müttern bekommen hatten. Rohe Eier haben sich in manchen Formen der Rohkosternährung als besonders kraftvolle Nahrung für schwer kranke Menschen herausgestellt, insbesondere für Krebskranke. In der Instinkto-Ernährung wird immer wieder beobachtet, dass Krebspatienten instinktiv zu manchmal atemberaubenden Mengen an rohen Eiern greifen und dann oftmals erstaunliche Heilungen erfahren. Ähnliche Beobachtungen gibt es von Aajonus Vonderplanitz, dem Begründer der Primal Diet. Ich habe selbst mehrfach erlebt, wie Menschen mit erheblich geschwächter Lebensenergie und Untergewicht mit rohen Eiern sehr schnell eine gesunde Muskulatur und Lebenskraft erlangten.

Die weit verbreitete Abneigung gegen rohe Eier hat zumeist psychologische Gründe. Die Psyche des modernen überzivilisierten Menschen neigt dazu, sich von der Wirklichkeit des körperlichen Lebens abzuspalten und eine Abneigung gegen pure Natur zu entwickeln, während die vom Menschen erfundenen extremen Abweichungen von aller Natürlichkeit als angenehm empfunden werden. Rohe Eier sind potenzielles Leben, pure Naturkraft. In unserem Körper gibt es Gewebe, wie zum Beispiel unser Gehirn, das in seiner Zusammensetzung dem rohen Eigelb recht ähnlich ist. Trotzdem empfinden viele Menschen eine Abneigung gegen rohe Eier und ziehen Pommes Frites oder Chips mit Geschmacksverstärkern vor. Ich höre manchmal, dass es extrem sei, rohe Eier zu essen, aber ich sehe es genau anders herum. Pommes Frites, die in völlig unnatürlichem Fett frittiert werden, sind extrem. Hamburger sind extrem, Chips mit Geschmacksverstärkern sind extrem. Nichts in unserem Körper entspricht diesen Nahrungsmitteln, unsere Zellen und Organe können damit absolut nichts anfangen. Es ist wirklich extrem, sich Dinge zuzuführen, die überhaupt nicht unserem Design entsprechen. Es ist, als würde man Pflanzen mit Batteriesäure statt mit Wasser gießen oder ein Auto mit Bier statt mit Benzin tanken. Rohe Eier sind völlig normal, ein uraltes, bewährtes Nahrungsmittel vieler gesunder Völker, das uns die Natur zur Verfügung stellt.

In der Befreiten Ernährung geht es immer vorrangig um die Erweckung des eigenen Körperinstinkts. In Bezug auf rohe Eier hat die Erfahrung gezeigt, dass für manche ein Appetit auf rohe Eier phasenweise kommt und geht. Ich kenne einige ehemalige Veganer, die eine Zeit lang das Gefühl hatten, rohe Eier wirklich zu brauchen – vermutlich, um gewisse Vitalstoffmängel auszugleichen. Nach einem halben oder einem Jahr war es mit der Lust auf rohe Eier vorbei und sie nahmen bevorzugt andere rohe Fettquellen wie Kokosmus, Rohmilchbutter und Hanfsamen zu sich. Im Zweifelsfalle empfehle ich immer, auf das eigene Körpergefühl zu hören. Wichtig in Bezug auf die Fettversorgung ist, den Bedarf an rohen gesättigten Fetten als Basis für die Zufuhr ungesättigter Fettsäuren zu decken und auf stark denaturierte Fette zu verzichten. Rohe Eier können dabei eine wichtige Rolle spielen, aber auf das eigene Körpergefühl zu hören, hat immer Vorrang.

DER LUBRIKATOR

Der Lubrikator (englisch: lubricator = Schmiermittel) ist ein von Aajonus Vonderplanitz geprägter Begriff und bezeichnet eine Mischung, die den Körper »einschmiert«, das heißt mit hochwertigen Fetten und Proteinen versorgt. Der Lubrikator ist eine zellulär sättigende Mahlzeit, die wenig Verdauungsenergie benötigt und daher ebenso wie grüne Smoothies geeignet ist, Vital- und Nährstoffe zu liefern, ohne eine starke Entspannungsreaktion auszulösen und müde zu machen, wie dies bei größeren gekochten Mahlzeiten der Fall ist. Hier das Basisrezept für den Lubrikator für eine Person:

2 rohe Eier
Saft von ½ bis 1 Zitrone
3 EL Kokosmus oder Rohmilchbutter
1 EL Honig
Alle Zutaten im Mixer pürieren und genießen.

Wichtig: Meine generelle Empfehlung besteht darin, zwei rohe Eier pro Tag zu verwenden. Für manche mag dies anfangs zu viel sein. Manchmal lösen rohe Eier erst einmal eine kleine Entgiftungsreaktion in Form von Übelkeit aus, besonders dann, wenn man entweder viel erhitztes tierisches Fett gegessen oder vegan gelebt hat und tierische Fette nicht mehr gewohnt ist. Sie können natürlich mit einem rohen Ei pro Tag beginnen und die Rezepte für den Lubrikator entsprechend abwandeln.

Bei Zitronen achten Sie bitte immer darauf, dass diese Kerne enthalten. Sie müssen die Kerne nicht im Lubrikator verwenden, es geht nur darum, dass kernlose Zitronen über wesentlich weniger bioelektrische Energie verfügen. Bei Honig sollten sie darauf achten, dass er nicht über Bienenstocktemperatur erwärmt wurde. Der Begriff »kalt geschleudert« ist dabei nicht aussagekräftig, denn manchmal wird Honig bei der Abfüllung erhitzt. Hersteller geben hierzu normalerweise Auskunft und gute Bio-Honige haben fast immer Rohkostqualität. Wenn Sie im Lubrikator Rohmilchbutter verwenden, sollten Sie diese vorher im Wasserbad leicht erwärmen, damit sie püriert werden kann.

Der Lubrikator ist eine sehr schmackhafte Art, den Körper mit rohen gesättigten Fetten und Proteinen zu versorgen. Viele Erweiterungen des Basisrezepts sind möglich. Hier ein paar Anregungen, die Sie selbstverständlich erweitern und abwandeln können:

GEHIRNWECKER

2 rohe Eier
3 EL Kokosmus oder Rohmilchbutter
1 bis 2 Äpfel
Saft von ½ Zitrone
1 Tropfen essenzielles Pfefferminz-Öl
Pürieren und genießen, wenn Sie Unterstützung für Ihre grauen Zellen brauchen.

MARZIPAN-LUBRIKATOR

2 rohe Eier
3 EL Kokosmus oder Rohmilchbutter
10 Mandeln, über Nacht eingeweicht
4 Aprikosenkerne
1 Birne
1 Banane
Pürieren und genießen, wenn Sie mal Lust auf Marzipan haben.

ADVENTSSTIMMUNG

2 rohe Eier
3 EL Kokosmus oder Rohmilchbutter
1 Apfel
1 Banane
Kardamon
Zimt

Diese köstliche Mischung passt wunderbar zur Adventszeit und kann die Lust auf weihnachtliche Gewürze auf gesunde Weise befriedigen.

WÄRMESPENDER
2 rohe Eier
3 EL Kokosmus oder Rohmilchbutter
1 Birne
1 Banane
1 Stück frischen Ingwer
1 ordentliche Prise Chili

Eine gute Mischung im Winter oder generell für Menschen, die es feurig mögen.

SOMMERLICHER KOKOSTRAUM (FÜR 2 PERSONEN)
1 Pagode-Kokosnuss
3 rohe Eier
2 Tassen frische Ananas, gewürfelt
1 Mango
Pürieren und als wunderbare Erfrischung genießen.

EIFREIER LUBRIKATOR
2 EL geschälte rohe Hanfsamen
3 EL Kokosmus oder Rohmilchbutter
1 Apfel
1 Banane
Saft von ½ Zitrone

ANTI-ENTZÜNDLICHER LUBRIKATOR
2 EL geschälte rohe Hanfsamen
3 EL Kokosmus oder Rohmilchbutter
1 Apfel
1 Birne
2 EL Goji-Beeren, ca. 1 Stunde eingeweicht (das Einweichwasser mitbenutzen)

Für Menschen mit starken Entzündungskrankheiten kann sowohl die Arachidonsäure der Eier wie auch die Histamin-stimulierende

Wirkung von Zitronen zunächst einen kleinen Schmerzschub verursachen. In diesem Fall kann auf Hanfsamen und andere Früchte zurückgegriffen werden. Wenn saisonal erhältlich, sind frische Heidelbeeren und Himbeeren besonders gut bei entzündlichen Erscheinungen, Erdbeeren dagegen sind weniger ratsam.

Diese Empfehlungen gelten nur bei starken Entzündungserkrankungen mit entsprechend starken Symptomen. Wenn man das Basisrezept des Lubrikator ausprobiert und einen Symptomschub erfährt, kann man zunächst Rezepturen ohne Zitronen und Eier verwenden. Goji-Beeren mit ihren starken anti-entzündlichen Eigenschaften sind hier besonders als Zutat zu empfehlen.

Falls Sie sich wirklich nicht an rohe Eier gewöhnen können oder eine Allergie auf Eier haben, ist diese Variation eine gute Alternative.

UMSTELLUNG DER FETTZUFUHR

Wenn Sie die Befreite Ernährung ausprobieren wollen, können Sie mit einem ganz einfachen Programm beginnen:

- Wirklichen Hunger zulassen und nicht ohne echten Hunger essen.
- Einmal am Tag bei echtem Hunger einen grünen Smoothie trinken.
- Einmal am Tag bei echtem Hunger einen Lubrikator genießen.

Die meisten Menschen, die Befreite Ernährung praktizieren, nehmen am liebsten tagsüber grüne Smoothies und Lubrikatoren zu sich, vielleicht auch mal einen Apfel oder anderes Obst, einen Löffel Kokosmus oder ein paar Nüsse. Im Wesentlichen besteht ihre Nahrung tagsüber aus Rohkost, weil es einfach angenehmer ist und die positiven Wirkungen der Hungerphase durch rohe Nahrung nicht unterbrochen werden. Abends, wenn dann Zeit für Entspannung ist, werden die Dinge gegessen, auf die man auch noch Lust hat, was für die meisten Menschen eine gekochte Mahlzeit am Tag bedeutet. Dies sind alles keine starren Regeln und wer zum Beispiel mittags oft Geschäftsessen hat, kann an solchen Tagen genauso gut abends einen grünen Smoothie zu sich nehmen.

Immer wieder sind Neulinge in der Befreiten Ernährung erstaunt darüber, wie befriedigend diese Art der Ernährung ist. Die Idee von der besonders abwechslungsreichen Ernährung erübrigt sich, wenn man am eigenen Körper erlebt, dass man mit einem grünen Smoothie, einem Lubrikator und einer weiteren Mahlzeit am Tag hochzufrieden ist.

In der Umstellungszeit der ersten drei Monate ist es wichtig, dem Körper zu erlauben, seinen tief sitzenden Fetthunger wirklich zu stillen und Korrekturen im Fettstoffwechsel und in der Entgiftung fettlöslicher Toxine vorzunehmen. Deshalb sind für eine Zeit von etwa drei Monaten folgende Punkte wichtig:

▶ **Essen Sie in diesen ersten drei Monaten kein flüssiges Pflanzenöl.**
Jedes Öl, das bei Zimmertemperatur flüssig ist, besteht überwiegend aus ungesättigten Fettsäuren. Kokosöl und Palmöl sind die einzigen Pflanzenöle, die überwiegend gesättigte Fettsäuren enthalten, und sie werden erst bei 27 Grad flüssig. In den ersten drei Monaten der Umstellung ist es sehr wichtig, auf die übrigen Pflanzenöle zu verzichten. Nach drei Monaten werden Sie von ganz allein feststellen, dass Ihr Körper auf diese Öle weniger Lust hat, und ab diesem Zeitpunkt können Sie Ihrem Körperinstinkt folgen. Sie können dann durchaus mal wieder Öl benutzen, aber Sie werden es nicht mehr häufig tun. Kaum jemand, der zum Beispiel gerne Olivenöl benutzt oder ein Öl-Eiweiß-Fan nach Budwig ist, kann sich das anfangs vorstellen. Aber genau das berichten immer wieder diejenigen, die drei Monate lang ihren Körper mit rohen gesättigten Fetten versorgen und auf diese Weise zelluläre Sättigung erfahren.

▶ **Verzichten Sie in den ersten drei Monaten auf Fertigprodukte mit Pflanzenöl.**
Fertigprodukte sind erhitzt und enthalten oft stark denaturiertes Öl, das den Prozess der zellulären Fettsättigung stören kann. Die Lust auf fettreiches Junk Food hat oft ihre Ursache im ungestillten Fetthunger des Körpers, den aber diese denaturierten Fette nicht befriedigen können. Zu den Fertigprodukten mit Pflanzenöl, die gemieden werden sollten, zählen auch die vielen pflanzlichen Brotaufstriche, die

so gerne von gesundheitsbewussten Menschen und Vegetariern verwendet werden. Die Hersteller dieser Produkte meinen es sicher gut, aber erhitztes Sonnenblumenöl, das meistens eine Hauptzutat dieser Produkte darstellt, ist alles andere als gesund für uns.

▶ **Verzichten Sie in den ersten drei Monaten auf geröstete Nüsse und gewöhnliche Cashews.**
Geröstete Nüsse stören die zelluläre Fettsättigung, weil sie zu viel erhitztes ungesättigtes Fett in den Körper bringen. Gewöhnliche Cashews werden mit heißem Dampf bearbeitet. Cashews in Rohkostqualität finden Sie unter anderem bei: **www.keimling.de**

▶ **Wenn Sie mit Fett kochen wollen, verwenden Sie Ghee in Bio-Qualität oder Kokosöl**
In den ersten drei Monaten der Umstellung sollten Sie die rohen Fette betonen, aber die Kochkunst soll ja auch zu ihrem Recht kommen. Ghee (Butterschmalz) und Kokosöl mit ihrem hohen Anteil an gesättigten Fettsäuren sind viel weniger hitzeempfindlich als flüssige Pflanzenöle und deshalb die besten Fette zum Kochen und Backen. Auf die Bratpfanne verzichten Sie besser in den ersten drei Monaten. Gebratene Speisen sind schwer verdaulich, auch wenn Sie mit dem besten Fett hergestellt werden, da sich ein Mantel aus Fettmolekülen um die Protein- und Kohlehydratmoleküle legt. Proteine und Kohlenhydrate werden im Magen, Fette aber erst im Dünndarm enzymatisch verdaut. Wenn Sie später mal wieder etwas Gebratenes essen wollen, ist das in Ordnung; aber in diesen ersten drei Monaten wäre es gut, darauf zu verzichten.

Rohmilchbutter, Kokosmus und weitere sinnvolle Fettquellen

Mit Rohmilchbutter und/oder Kokosmus haben Sie eine perfekte Grundlage für die Versorgung mit rohen gesättigten Fettsäuren. Rohe

Eier und Rohmilchbutter von Weidekühen liefern auch bereits einen kleinen Anteil an Omega-3- und Omega-6-Fettsäuren. Neben einem täglichen Lubrikator können Sie auch zusätzlich Rohmilchbutter und/oder Kokosmus essen. Manchmal geht der Körper durch Entgiftungsphasen und will mehrmals am Tag etwas Fett. *Es ist sehr gut, diesem Fetthunger nachzugeben.* Ein Löffel Kokosmus zwischendurch reduziert nicht die positiven Effekte der Hungerphase. Natürlich sollten die rohen gesättigten Fette aus einem echten Körperbedürfnis heraus gegessen werden, nicht aus Langeweile.

Weitere sinnvolle Fettquellen sind unter anderem:

ROHE GESCHÄLTE HANFSAMEN

Rohe geschälte Hanfsamen werden heutzutage in vielen Bioläden und auch über diverse Internet-Shops angeboten. Sie enthalten Omega-3- und Omega-6-Fettsäuren in einem ausgewogenen Mengenverhältnis sowie hochwertiges Protein, das zum großen Teil aus dem besonders gut verwertbaren Histidin besteht. Hanfsamen können zusammen mit einem Löffel Kokosmus gekaut werden, an den Lubrikator gegeben oder über Salate und gekochte Gerichte gestreut werden. Vermeiden Sie geröstete Hanfsamen, die oxidierte und damit ranzige Fettsäuren enthalten.

Rohe Hanfsamen sind die beste Alternative zu rohen Eiern für diejenigen, die auf Eier allergisch sind oder zunächst eine zu große Hemmschwelle haben, rohe Eier zu essen. Hanfsamen enthalten, ähnlich wie Eier, sowohl mehrfach ungesättigte Fettsäuren wie auch hochwertiges Protein. Um die mehrfach ungesättigten Fettsäuren mit gesättigten Fettsäuren auszugleichen, ist es sinnvoll, rohe Hanfsamen mit Kokosmus und/oder Rohmilchbutter zu kombinieren.

AVOCADOS

In der Befreiten Ernährung sind Avocados eine wunderbare Frucht. Ihre Omega-9-Fettsäuren in Kombination mit Phytosubstanzen und

Mineralstoffen sind ein ausgleichender Energiespender. Avocados haben laut Ayurveda eine harmonisierende Wirkung auf das Nervensystem. Die morphologischen Ernährungslehren, die aus der Form eines Lebensmittels Schlüsse ziehen, empfehlen Avocados für schwangere Frauen. Der optische Zusammenhang ist offensichtlich. Wenn Sie Lust auf Avocados bekommen, nur zu!

FRISCHE NÜSSE

Walnüsse, Haselnüsse und Macadamianüsse sollten immer frisch geknackt aus der Schale gegessen werden. Mandeln sind auch frisch aus der Schale ideal. Wenn bereits geschälte Nüsse oder Mandeln gekauft werden, ist es sinnvoll, sie 6 bis 12 Stunden lang in Wasser einzuweichen. Das Einweichen reduziert die Enzymhemmer, die entstehen, wenn Nüsse schon länger geschält sind. Frische Nüsse sind eine gute zusätzliche Fettquelle und können geschmacklich und gesundheitlich sehr gut mit Kokosmus oder Rohmilchbutter kombiniert werden. Ein Löffel Rohmilchbutter oder Kokosmus mit einigen frisch geknackten Walnüssen ist ein persönlicher Favorit von mir.

ÖLSAATEN

Neben den bekannten Nusssorten gibt es weitere Ölsaaten mit wertvollem Fett und weiteren Vitalstoffen. Hervorzuheben sind hier besonders die Zedernnüsse und schwarze Sesamsamen. Zedernnüsse werden meistens auch sehr gut von Menschen vertragen, die gegen Nüsse allergisch sind. Schwarzer Sesam ist ein exzellenter Mineralstofflieferant und Träger einer nierenstärkenden Lebensenergie.

Sonnenblumenkerne sind nur frisch aus der Schale wirklich empfehlenswert. Geschälte Sonnenblumenkerne enthalten ranziges Fett, auch wenn sie noch gut schmecken. Aus einem geschälten Sonnenblumenkern würde keine kraftvolle Pflanze heranwachsen.

LEINSAMEN-KRÄCKER

Bei verschiedenen Anbietern im Internet gibt es luftgetrocknete Kräcker aus Leinsamen, die nicht erhitzt werden. Leinsamen sind eine sehr gute Quelle für Linolensäure, die für uns wichtigste Omega-3-Fettsäure. Im ganzen Leinsamenkorn sind diese hochempfindlichen Fettsäuren viel besser vor Oxidation geschützt als im Leinöl. Wenn man bei all den pürierten Smoothies und Lubrikatoren in der Befreiten Ernährung mal wieder richtig Lust auf etwas Knackiges zum Knabbern hat, eignen sich Leinsamen-Kräcker hervorragend. Ich würde empfehlen, einmal verschiedene Sorten zu bestellen und die eigenen Lieblingssorten herauszufinden. Sehr gut schmecken sie mit Avocado und eventuell Gurkenscheiben, Tomaten oder anderen frischen Zutaten. Sie sind eine sehr gesunde Alternative zu Brot und können auch als Vorspeise gegessen werden.

ROHE OLIVEN

Oliven sind an sich ein hervorragendes Nahrungsmittel für uns. Sie liefern uns gute Omega-9-Fettsäuren, wertvolle Phytosubstanzen und sind eine unterschätzte Proteinquelle. Im antiken Griechenland wurden Oliven als so wertvoll erachtet, dass es verboten war, Olivenbäume zu fällen. Leider werden die meisten Oliven, die im Supermarkt zu kaufen sind, unreif gepflückt, erhitzt und mit Chemikalien bearbeitet. Die pechschwarzen Oliven, die Sie im italienischen Restaurant bekommen, sind zum Beispiel mit Eisenoxid gefärbt.

Oliven sollten immer in Bio-Qualität oder in Feinkostläden gekauft werden, die ihre Produkte noch von kleinen Familienbetrieben bekommen. Erkundigen Sie sich, ob die Oliven pasteurisiert oder anderweitig erhitzt wurden. Oliven sollten immer Rohkostqualität haben. Die Firma Bio-Verde bietet garantiert rohe Oliven an, die in den meisten Bioläden zu finden sind. Einige Rohkost-Anbieter im Internet haben ganz ausgezeichnete Oliven im Angebot, die allerdings zum Teil preislich deutlich über den Oliven im Laden liegen.

Was zelluläre Sättigung durch rohe gesättigte Fette in uns verändert

Zelluläre Sättigung hat verschiedene Aspekte, die sich in ihrer Wirkung überschneiden und ergänzen, aber eben doch auch jeweils einzigartig sind. Wenn rohe gesättigte Fette die Basis der Fettversorgung ausmachen, mit einem kleinen Anteil an den mehrfach ungesättigten Omega-3- und Omega-6-Fettsäuren, wird der Fetthunger des Körpers wirklich befriedigt. Ungestillter Fetthunger trotz fettreicher Nahrung ist eine typische Erscheinung unserer Zeit. Viele Menschen fühlen sich instinktiv zu fettreicher Nahrung hingezogen, wenn sie emotionale Belastungen oder mentale Erschöpfung erleben. Als Anfang 1991 drastische Fernsehbilder aus dem ersten Golfkrieg täglich in den amerikanischen Wohnzimmern flimmerten, schnellte der ohnehin schon hohe Fettkonsum der Amerikaner um 300 % in die Höhe. Fett ist Nervennahrung. Frittierte Speisen, fetter Käse aus pasteurisierter Milch, Desserts mit Sahne und Zucker oder Eiskrem werden den echten Fetthunger der Zellen aber nie stillen können. Rohe gesättigte Fette und der vorübergehende Verzicht auf Pflanzenöle und erhitzte Fette in Fertigprodukten geben dem Körper die Gelegenheit, einen ganz neuen Fettinstinkt zu entwickeln. Durch eine echte Befriedigung des Fetthungers wird die zelluläre Sättigung, die durch grüne Smoothies erlebt wird, vervollständigt. Rohe gesättigte Fette und die in ihnen enthaltenen fettlöslichen Vitamine verbessern die Assimilation der Mineralstoffe aus den grünen Smoothies. Eine tiefe Zufriedenheit setzt ein. Oftmals gibt es vor der Umstellung auf die Befreite Ernährung Bedenken, dass es langweilig wird, jeden Tag Smoothies und Lubrikatoren zu sich zu nehmen. Nach ein paar Monaten stellt sich die Erkenntnis ein, dass die Suche nach sehr viel Abwechslung in der Ernährung ein Symptom zellulärer Unterernährung war. Zelluläre Sättigung ist viel befriedigender als ständig wechselnde Reize. In der Befreiten Ernährung ist genug Platz für Kochkunst und Abwechslung, wenn tendenziell abends eine gekochte Mahlzeit gegessen wird, wie es bei den meisten Menschen, die die Befreite Ernährung praktizieren, der Fall ist. Aber grüne Smoothies und rohe gesättigte Fette werden nach kurzer Zeit als das erlebt, was man am meisten vermisst, wenn man es mal nicht zu Verfügung hat. Wenn früher die Lust auf den Kaffee und ein Stück Schokolade am Nachmittag erwachte, hat man jetzt Lust auf einen Löffel Kokosbutter. Der innere Lustkompass tendiert bei zellulärer Sättigung mehr zu natürlichen, gesundheitsfördernden Genüssen. Rohe gesättigte Fette spielen hierbei eine wichtige Rolle und wenn der Körper sie eine Zeit lang erfahren hat, werden fettreiche denaturierte Dinge wie Chips, Pommes Frites, Fertiggerichte etc. sehr unattraktiv.

Durch rohe gesättigte Fette wird sich auch Ihr Wasserhaushalt verändern. Falls Sie bislang glaubten, durch viel Trinken Ihrer Gesundheit etwas Gutes zu tun, könnte es sein, dass sich einiges ändert. Es gibt eine bestimmte Art von Durstgefühl, die viele meiner Klienten als »stechend« bezeichnen. Diese Art von Durst erkennt man oft erst dadurch, dass sie nach Umstellung auf die Befreite Ernährung weitestgehend verschwindet. Sie werden immer noch durstig sein, wenn Ihr Körper Wasser braucht, aber es wird sich möglicherweise anders anfühlen. Ich höre immer wieder, dass »stechender« Durst bei täglichem Genuss des Lubrikators und der anderen Empfehlungen zur Fettzufuhr nach einigen Monaten verschwindet. Viele Frauen berichten mir von besserer Feuchtigkeit der Haut, wenn sie eine Zeit lang rohe gesättigte Fette zu sich nehmen. Wer zu trockenen Schleimhäuten neigt, erlebt oftmals eine Besserung durch die neue Art der Fettzufuhr.

Nicht zuletzt bedeutet zelluläre Sättigung durch rohe gesättigte Fette für viele Menschen eine wertvolle psychologische Veränderung. Es gibt ein natürliches körperliches Bedürfnis nach Fett. Wenn natürliche körperliche Bedürfnisse durch unsinnige Theorien zu etwas Negativem erklärt werden, kann sich die Psyche leicht gegen die eigenen Instinkte wenden. So versuchen dann viele Menschen, besonders Frauen, die sich um ihr Gewicht Sorgen machen, mit Kopfargumenten und Willenskraft fettarme Diäten durchzustehen. Lustbefriedigung geht in dieser Anti-Fett-Haltung dann leicht mit Schuldgefühlen einher und es entsteht die Idee, dass Genuss immer etwas mit Dekadenz zu tun hat, eine oftmals unausgesprochene innere Einstellung, die sich heutzutage auf viele Lebensbereiche auswirken kann.

Durch zelluläre Sättigung mit rohen gesättigten Fetten erlebt man, dass unsere körperlichen Bedürfnisse dazu da sind, uns den richtigen Weg zu wunderbarer Gesundheit aufzuzeigen. Rohe gesättigte Fette sind sehr befriedigend und man fühlt sich nicht nur kurzfristig gut, wenn man sie gegessen hat, sondern erlebt dauerhafte Verbesserungen der Gesundheit. Immer wieder höre ich von Menschen, die sich auf die Befreite Ernährung umgestellt haben, dass es eine große Erleichterung ist, sich über die Lust auf Fett keine Gedanken mehr zu machen und dem Körperinstinkt zu folgen.

Mögliche Einwände gegen rohe gesättigte Fette

▷ **Rohe Eier können Salmonellen enthalten.**
Der häufigste Einwand gegen die Rezeptur des Lubrikators besteht in dem Argument, rohe Eier seien gefährliche Träger von Salmonellen. Tatsächlich sind Salmonellen jedoch bei rohen Eiern sehr leicht zu erkennen: Sie produzieren Schwefelwasserstoff, der so extrem stinkt, dass unsere Nase schon auf ein einziges Molekül reagiert. Wenn Sie ein Ei aufschlagen und es neutral riecht, gibt es kein Salmonellenproblem. Der toxische Schwefelwasserstoff wird übrigens auch beim Kochen von Eiern nicht eliminiert, was einer der vielen Gründe ist, warum gekochte Eier keineswegs sicherer sind als rohe.

Rohe Eier in Tiramisu oder Eiskrem können durchaus problematisch sein. Eine Salmonellenbelastung kann in der Mischung mit den anderen Zutaten, die den Geruch überdecken, nicht festgestellt werden. Außerdem schwächt Zucker die Darmflora. Infektionen mit Salmonellen entstehen nur dann, wenn die Darmflora geschwächt ist. Eine gesunde Darmflora mag Salmonellen enthalten, wird diese aber in ihrer Population sehr gering halten. Die effektivsten Maßnahmen zur Gesunderhaltung der Darmflora sind regelmäßige Hungerphasen, grüne Smoothies, rohe gesättigte Fette und eine Einschränkung des Verzehrs von Zucker, gekochten Eiern und erhitztem Fleisch und Fisch. Zu häufiges Essen führt zu viel halb verdauter Nahrung im Dickdarm, was Fäulnisherde begünstigt und Salmonellen eine bessere Chance gibt, sich einzunisten. Die Hungerphasen der Befreiten Ernährung und die grünen Smoothies mit ihrem Vitalstoffreichtum stärken die Darmflora auf natürliche Weise. Rohe gesättigte Fette verringern die Lust auf gekochte Eier, Fleisch oder Fisch, die allesamt die Darmflora belasten. Grüne Smoothies reduzieren das Verlangen nach Zucker, der die Darmflora schwächt. Durch die verschiedenen, ineinander greifenden Elemente der Befreiten Ernährung werden Sie wahrscheinlich eine gesündere Darmflora bekommen und somit das Risiko, an einer Salmonelleninfektion zu erkranken, reduzieren. In zehn Jahren praktischer Erfahrung mit Befreiter Ernährung hat noch keiner meiner Klienten ein Problem mit Salmonellen gehabt und die meisten essen täglich ein bis zwei rohe Eier.

▶ **Werde ich nicht dick von so viel Fett?**
Rohes Fett enthält seine eigenen fettspaltenden Enzyme. Wenn Fett erhitzt wird, werden diese Enzyme zerstört und es wird für den Körper schwieriger, Fett zu verwerten. Erhitztes Fett im Übermaß kann zum Übergewicht beitragen. Dennoch sind die Hauptursachen für Übergewicht die stark denaturierten Nahrungsmittel, wie zum Beispiel Zucker, Auszugsmehle und gehärtete Fette. Diese Nahrungsmittel bewirken das Gegenteil der zellulären Sättigung, einen vollen Bauch bei unterernährten Zellen, was einen Teufelskreis des ständigen Überessens sehr wahrscheinlich macht. Wer rohe gesättigte Fette im Gesamtkonzept der Befreiten Ernährung zu sich nimmt, wird tendenziell weniger und seltener essen als vorher, weil zelluläre Sättigung zu einem Hungergefühl führt, das einem echten Nahrungsbedürfnis des Körpers entspricht. Zelluläre Sättigung macht stark denaturierte Nahrung unattraktiv. Die wirklichen Ursachen für Übergewicht werden durch das neue Genusserleben der Befreiten Ernährung von alleine verdrängt.

Gesunde Völker haben immer fettreich gegessen und nie Probleme mit Übergewicht gehabt. Naturbelassene Nahrung ist der automatische Weg zu einem gesunden Körperfettanteil, ohne Kalorien zu zählen oder den Fetthunger zu unterdrücken. Fettarme Ernährung führt auf Dauer zu Mangelerscheinungen im Bereich der Fettsäuren und fettlöslichen Vitamine und zu Veränderungen im Hormonhaushalt, die ein Übergewicht eher fördern.

Wer stark übergewichtig ist und mit der Befreiten Ernährung beginnt, braucht eventuell sogar mehr Fett als andere. Die Hungerphasen der Befreiten Ernährung und die Einschränkung gekochter Nahrung fördern von ganz alleine einen Abbau der Fettpolster, was dann auch mit einer entsprechenden Entgiftung einhergeht. Tritt dann phasenweise ein sehr großer Appetit auf rohe gesättigte Fette auf, sollte man diesem auch nachgeben. Ich habe erlebt, wie Menschen mit 150 Kilogramm Körpergewicht zu Beginn ihrer Umstellung auf Befreite Ernährung täglich einen Lubrikator und zusätzlich 5 bis 8 Esslöffel Kokosmus und Rohmilchbutter zu sich nahmen und schnell und problemlos ihr Übergewicht abbauten. Nach einigen Monaten war dieser starke Fetthunger vorbei und sie reduzierten ihren Fettverzehr wieder. Dies soll keine Regel für Menschen mit Übergewicht darstellen, sondern dazu ermutigen, auf den eigenen Körper zu hören. Bei rohen gesättigten Fetten ist der Körperinstinkt zuverlässig.

▶ **Eier sind nicht sattvisch.**
Von Praktizierenden der Yoga-Lehren kommt manchmal der Einwand, dass Eier im Yoga als nicht sattvisch und damit nicht empfehlenswert für spirituelle Entwicklung angesehen werden. In den Yoga-Lehren werden Nahrungsmittel in drei Eigenschaftskategorien oder Gunas eingeteilt: Sattva (Reinheit, Ausgewogenheit), Rajas (Aktivität, Leidenschaft) und Tamas (Trägheit, Dunkelheit). Nahrungsmittel, denen Sattva-Eigenschaften zugeschrieben werden, gelten als förderlich für das Nervensystem und die Lebensenergie, wenn es um spirituelle Entwicklung geht.

Ich bin der Ansicht, dass die Einteilung der Nahrungsmittel in diese drei Gunas nicht einfach aus der alten indischen Kultur in unsere moderne Welt übertragen werden kann. So gelten zum Beispiel

Milchprodukte grundsätzlich als sattvisch, aber diese Einschätzung stammt aus einer Zeit, als Kühe in Indien wirklich noch wie heilige Tiere behandelt wurden, was mit der modernen Massentierhaltung wenig zu tun hat. Milchprodukte, die nicht von artgerecht gehaltenen Weidetieren stammen, entsprechen in Bezug auf ihre feinstofflichen Eigenschaften und ihre Zusammensetzung wohl kaum dem sattvischen Ideal der Yoga-Lehren. Die Forschung von Weston Price hat aufgezeigt, dass Milchfett von grasfressenden Tieren einen Enzymkomplex enthält, der für die Entwicklung des Gehirns besonders förderlich ist. Dies entspricht der intuitiven Sichtweise der Yoga-Lehren, denen zufolge Milchfett für das Gehirn und damit für Meditation förderlich ist. Aber die Silage-Fütterung der konventionellen Tierhaltung gab es zu der Zeit, als diese Lehren formuliert wurden, eben nicht. Dies ist ein Beispiel dafür, dass altehrwürdige Lehren der Neuzeit angepasst werden müssen und nicht einfach komplett übernommen werden sollten.

In Bezug auf rohe Eier ist es meine Beobachtung, dass sie für viele Menschen beruhigend und zentrierend sind und sich förderlich auf die Gehirnfunktion auswirken. Rohe Eier enthalten das wertvolle Cholin, das für die Herstellung von Acetylcholin genutzt werden kann. Eine mangelhafte Produktion an Acetylcholin aufgrund von schlechter Ernährung und sitzender Lebensweise ist weit verbreitet und dieser Mangel entspricht in der Sprache der Yoga-Lehren dem Tamas-Zustand der Trägheit. Rohe Eier können dazu beitragen, dieses Problem zu beheben und das Gehirn eher in einen sattvischen Zustand zu bringen. Die Tamas-Qualität, die Eiern nachgesagt wird, trifft wahrscheinlich auf gekochte Eier zu, die im Darm leicht einen Nährboden für Fäulnisprozesse bilden. Rohe und gekochte Eier wurden in den Yoga-Lehren gar nicht unterschieden, wahrscheinlich, weil der Verzehr von rohen Eiern in der kochfreudigen indischen Kultur sehr unüblich war. Wenn es wirklich der eigenen Erfahrung entspricht, dass rohe Eier ungünstig auf das eigene feinstoffliche Energiesystem wirken, sollte man immer dieser Eigenerfahrung Vorrang geben. Manche Menschen empfinden das so und versorgen sich ohne Eier mit rohen gesättigten Fetten.

▶ **Milchprodukte gehören nicht in die menschliche Ernährung.**
Heutzutage findet man zahlreiche Einwände gegen jegliche Verwendung von Milchprodukten. Allergische Reaktionen und Unverträglichkeitserscheinungen auf Milch und Milchprodukte sind weit verbreitet. Außerdem gibt es einen großen Erfahrungsschatz in der Naturheilkunde darüber, dass ein Weglassen von Milchprodukten oftmals Besserung bringt, zum Beispiel bei Heuschnupfen, multiplen Allergien, Schlafstörungen, chronischen Entzündungserkrankungen, Asthma und Neurodermitis. Diese Erfahrungen sind definitiv ernst zu nehmen. Eine der häufig geäußerten Begründungen dafür, dass Milchprodukte nicht in die menschliche Ernährung gehören, ist die, dass andere Säugetiere ja auch nicht die Milch einer anderen Art trinken.

Auf der anderen Seite waren Milchprodukte über Tausende von Jahren in vielen Kulturen ein wesentlicher Nahrungsbestandteil. Die Bevölkerung der bulgarischen Bergregionen, in der die meisten Hundertjährigen Europas leben, ernährt sich traditionell zu 40 bis 50 % von rohen Schafmilchprodukten. Die von Weston Price untersuchten Bergbauern in der Schweiz ernährten sich über den Winter von einem Roggenbrot, an dem sich die meisten Zivilisationsmenschen die Zähne ausbeißen würden, fingerdick belegt mit Rohmilchbutter und Rohmilchkäse aus der Milch von gesunden Weidetieren. Gesunde Stämme in Kenia leben traditionell von einer Ernährung, die reich an Rohmilch ist. Die Toda in Südindien, eines der gesündesten Völker der Erde, nehmen reichlich Milchprodukte zu sich. Die Primal Diet von Aajonus Vonderplanitz, die ohne Zweifel immense Heilerfolge bei schweren Krankheiten vorzuweisen hat, setzt Rohmilchbutter als universales Heilmittel ein. Wie können wir also die kritischen Stimmen gegen Milchprodukte mit den Erkenntnissen von Weston Price und andere Beobachtungen über die heilsamen Wirkungen der rohen Milchfette zusammenbringen?

Zunächst einmal müssen wir verstehen, dass kein Nahrungsmittel eine isolierte Wirkung auf unseren Körper ausübt, sondern im Verbund der gesamten Ernährung wirkt. Milcheiweiß, speziell das in der Kuhmilch reichlich vorkommende Kasein, kann sowohl für die

Schleimhäute des Verdauungstrakts wie auch für das Immunsystem eine gewisse Belastung darstellen. In einer naturbelassenen Gesamternährung, in der es keine stark denaturierten und damit stark das Immunsystem belastenden Produkte gibt, kann der Körper dies offenbar problemlos ausgleichen. In der heutigen Zeit, in der die Ernährung und die Lebensweise vieler Menschen ihr Immunsystem auf das Äußerste fordern, kann es sein, dass viele Körper einfach nicht mehr in der Lage sind, mit den nachteiligen Wirkungen von Kasein fertig zu werden. Ich habe immer wieder erlebt, dass Menschen, die eigentlich auf ein bestimmtes Nahrungsmittel allergisch sind, dieses auf einmal vertragen, wenn andere Immunbelastungen aus ihrem Leben verschwunden waren, sie mehr Sonnenlicht auf die Haut bekamen oder anfingen, ihre Nahrung gründlicher zu kauen (was eine erhebliche Erleichterung des Immunsystems darstellt). Kuhmilch, zumindest in nicht-gesäuerter Form, mag dennoch für viele Menschen heutzutage problematisch sein, weshalb Schaf- oder Ziegenmilch, die sehr viel weniger Kasein enthalten, oftmals besser vertragen werden.

Natürlich haben die gesunden Rohmilchprodukte der Schweizer Bergbauern oder der bulgarischen Schafhirten wenig mit den Milchprodukten des heutigen Supermarkts zu tun. Frische Gartenkartoffeln und Pommes Frites haben zwar den gleichen botanischen Ursprung, wirken sich aber sehr unterschiedlich auf den Körper aus. Bei Milchprodukten halte ich biologische Qualität für besonders wichtig und empfehle auch, wenn möglich, Demeter-Qualität oder bei einem Bauern zu kaufen, dessen Tiere in einem kleinen Betrieb sichtbar naturnah und artgerecht gehalten werden. Demeter-Qualität garantiert zum Beispiel, dass den Kühen nicht die Hörner abgeschnitten werden, was für die Lebensenergie der Kühe und damit für die ihrer Milch von großer Bedeutung ist. Die Verdauungsgase aus dem Magen der Kuh zirkulieren in die Hörner und wieder zurück, was auch dazu führt, dass unterschiedliche Arten von Futter eine unterschiedliche Länge der Hörner bewirken. Die genaue Funktion der Hörner in diesem Zusammenhang lässt sich noch nicht wissenschaftlich erfassen, aber die Natur produziert sicherlich keine überflüssigen Körperteile oder Zirkulationsabläufe. Jedenfalls sind mir etliche Menschen mit einer diagnostizierten Milchallergie bekannt, die Milch von Demeter-Kühen oder behornten Bergkühen vertragen. Ich sage nicht, dass dieser Zusammenhang immer besteht und nun jeder Milchallergiker Milch von solchen Kühen zu sich nehmen kann. Doch dieser Zusammenhang ist ein gutes Beispiel dafür, dass man bei verbreiteter Unverträglichkeit eines natürlichen und traditionellen Nahrungsmittels manchmal tiefer blicken muss, um die wahren Gründe für solche Unverträglichkeiten zu erkennen.

Ein weiterer Aspekt, der zu Milchunverträglichkeit führt und fast nie erwähnt wird, ist die Temperatur. Milch ist dazu da, bei Körpertemperatur getrunken zu werden. Wenn Milch direkt aus dem Kühlschrank kommt, koaguliert das Protein auf eine Weise, die der Bekömmlichkeit abträglich ist. Milchprodukte können natürlich im Kühlschrank lagern, sollten aber mindestens Zimmertemperatur haben, wenn sie konsumiert werden.

Abgesehen von einer Unverträglichkeit, die direkt nach der Einnahme auftritt, haben die stark denaturierten Milchprodukte der heutigen Zeit sehr problematische langfristige Auswirkungen auf die Gesundheit. Diese langfristigen Auswirkungen sind unabhängig von der unmittelbaren Verträglichkeit und daher ist es wichtig, diese beiden Dinge zu unterscheiden. Manche Nahrungsmittel können gut vertragen werden und leicht verdaulich sein, aber im Stoffwechsel der Zellen erhebliche Unruhe stiften. So ist zum Beispiel raffinierter Zucker eines der am leichtesten zu verdauenden Nahrungsmittel und gleichzeitig eines der problematischsten für unsere Gesundheit.

In Bezug auf Milchprodukte sind neben der Fütterung der Tiere vor allem das Pasteurisieren und das Homogenisieren zu erwähnen. Wenn man Kälbern, für die ja nun mal die Milch das natürlichste Lebensmittel ist, pasteurisierte Milch von ihren eigenen Müttern gibt, sterben sie innerhalb der ersten drei Lebenswochen. Pasteurisieren denaturiert die Proteine und zerstört die Enzyme der Milch, was katastrophale Folgen für die Gesundheit hat. Pasteurisieren soll ja angeblich die Milch als Nahrungsmittel sicherer machen, aber das Gegenteil ist der Fall. Wenn man pasteurisierte Milch mit Salmonellen impft, breiten diese sich in rasender Geschwindigkeit aus. Impft man dagegen Rohmilch mit Salmonellen, sind diese nach 24 Stunden nicht mehr nachweisbar. Jeder kann das zuhause nachvollziehen. Wenn man einen Liter Rohmilch bei Zimmertemperatur stehen lässt, säuert die Milch und kann vielleicht sogar zu einer genießbaren Sauermilch werden, besonders, wenn sie von grasfressenden Tieren stammt. Ausprobieren auf eigene Gefahr, aber auch wenn die gesäuerte Rohmilch nicht genießbar wirkt, riecht sie wesentlich besser, als wenn das Experiment mit pasteurisierter Milch durchgeführt wird. Lässt man pasteurisierte Milch bei Zimmertemperatur stehen, durchläuft sie einen Fäulnisprozess und fängt an, widerlich zu stinken.

Der Prozess des Homogenisierens verkleinert die Fettkügelchen in der Milch, was ihre Gesamtoberfläche deutlich erhöht. Ein Enzym namens Xanthinoxidase, auch X-O-Faktor genannt, das natürlicherweise in der Membran der Milchfettkügelchen vorkommt, lagert sich dadurch vermehrt in diese Membranen ein. Das Resultat ist die erhöhte Zufuhr dieses Enzyms, was problematische Folgen für Blutgefäße und Herzmuskelzellen hat. Menschliche Zellmembranen enthalten Plasmalogen, eine Fettsubstanz, die in ihrer Funktion gerne mit einem Mörtel verglichen wird. Obduktionen an Menschen, die an Herzinfarkten gestorben waren, haben ergeben, dass ihre Herzmuskelzellen und Arterienwände praktisch kein Plasmalogen aufwiesen. Eine wesentliche Ursache für den Abbau von Plasmalogen in Arterien und Herzmuskelzellen ist die überhöhte Zufuhr des X-O-Faktors. Homogenisierte Milch, Sahne und andere Milchprodukte sind höchstwahrscheinlich eine wichtige Ursache für die epidemische Verbreitung von Herz-Kreislauferkrankungen in zivilisierten Ländern.

In der Befreiten Ernährung ist die Rohmilchbutter das wirklich entscheidende Milchprodukt. Da Butter nur 0,5 % Protein und fast keine Laktose enthält und praktisch alle Milchunverträglichkeiten eine Reaktion entweder auf Protein oder Laktose sind, ist die Rohmilchbutter ein problemloses Nahrungsmittel. In den zehn Jahren, in denen ich Rohmilchbutter empfehle, sind mir nur zwei Personen begegnet, die sie nicht vertragen haben.

Andere Milchprodukte können in die Ernährung einbezogen werden, wenn sie von hoher Qualität sind und es keine Unverträglichkeiten gibt. Bei multiplen Allergien, starkem Heuschnupfen, Asthma, einer starken Tendenz zur Schleimbildung im Nasen-Rachen-Raum sowie bei häufigen Erkältungen und einigen anderen Krankheitsbildern kann es ratsam sein, auf alle Milchprodukte außer Butter zu verzichten. Schaf- und Ziegenmilch und daraus hergestellte Produkte können eine sinnvolle Alternative zu Kuhmilch sein. Sie enthalten weniger Kasein und sind in ihrer Zusammensetzung der menschlichen Muttermilch ähnlicher als Kuhmilch. Homogenisierte Milch und Sahne sollten komplett vermieden werden.

Wenn der natürliche Fetthunger der Zellen durch die ausgewogene Zufuhr von rohen gesättigten Fetten und einem kleinen Anteil mehrfach ungesättigter Fettsäuren gestillt wird, kann sich der Appetit auf fettreiche Nahrung normalisieren. Manche Menschen stellen nach einiger Zeit fest, dass sie mit der Befreiten Ernährung weniger Lust auf Kuhmilchprodukte haben, dass sie von ganz alleine eher Schafskäse oder auch mal eine Zeit lang keine Milchprodukte außer Rohmilchbutter wollen. Oftmals ist das Verlangen nach Käse und nach cremigen Produkten mit Milch- oder Sahneanteil Ausdruck eines ungestillten Fetthungers. Wird dieser auf eine Weise befriedigt, die wirklich unserem biologischen Design entspricht, müssen wir nicht mehr zu Milchprodukten als Ausgleich für einen Mangel greifen und können dem Körpergefühl vertrauen.

Zusammenfassung von *Rohe gesättigte Fette*

- **Rohe gesättigte Fette sind die Grundlage für die gesunde Nutzung der mehrfach ungesättigten essenziellen Fettsäuren.**

- **Ein Mangel an rohen gesättigten Fettsäuren führt zu zellulärer Dehydration.**

- **Flüssige Pflanzenöle tendieren dazu, den Körper zu dehydrieren.**

- **Rohmilchbutter von artgerecht gehaltenen Tieren enthält Omega-3- und Omega-6-Fettsäuren im günstigen Mengenverhältnis zu gesättigten Fettsäuren.**

98

- Kokosmus in Rohkostqualität ist ein ideales Fettprodukt und eine sehr gute Alternative zu Rohmilchbutter.

- Rohe geschälte Hanfsamen und rohe Eier sind weitere wertvolle Fettquellen.

- Einmal täglich auf nüchternen Magen einen Lubrikator zu genießen, ist eine hervorragende Grundlage der Fettversorgung.

- Folgende Fette sollten vermieden werden: Margarine, Öle aus konventioneller Landwirtschaft/Herstellung, Fertigprodukte mit pflanzlichen Fetten, die zum Teil gehärtet sind, homogenisierte Milch und Sahne.

5

Happy Brain: Nahrung für ein glückliches Gehirn

Eine der am meisten diskutierten Fragen in der Ernährungswissenschaft lautet, ob Nahrungsergänzungsmittel eine wichtige oder sogar notwendige Rolle für die Gesundheit des modernen Menschen spielen. Ich selbst bin nach 20 Jahren der Beobachtung zu dem Schluss gekommen, dass Nahrungsergänzungen fast immer entweder über- oder unterschätzt, aber sehr selten richtig eingeschätzt werden.

In manchen Fällen wird Nahrungsergänzung überschätzt, weil es an dem Verständnis fehlt, dass viele Nahrungsergänzungsmittel nur deswegen eine positive Wirkung ausüben, weil die Ernährung der betreffenden Menschen äußerst mangelhaft ist. Wer täglich Zucker isst, kann wahrscheinlich davon profitieren, wenn er den Vitamin-B-Komplex hochdosiert zu sich nimmt. Wer auf Zucker und andere stark denaturierte Produkte verzichtet, wird mit der Zufuhr des Vitamin-B-Komplexes nur teureren Urin produzieren. Im ersten Kapitel erwähnte ich die Geschichte von dem Mann, der in der Wüste liegengeblieben war und sein Leben rettete, indem er das Kühlerwasser aus seinem Auto trank. Viele der populären Nahrungsergänzungsmittel sind wie dieses Kühlerwasser – sie haben eine positive Wirkung, weil der Vitalstoffmangel der meisten Menschen ähnlich groß ist wie der Wassermangel des Mannes nach mehrtägigem Aufenthalt in der Wüste. Wenn grüne Smoothies, rohe gesättigte Fette und gesunde Hungerzyklen zur täglichen Ernährung gehören, sind die Wirkungen vieler Nahrungsergänzungen von geringer Bedeutung. Es mag manchmal sinnvolle naturheilkundliche Anwendungen von Nahrungsergänzung in der Behandlung von Krankheiten geben, aber im Allgemeinen sind in der Befreiten Ernährung folgende Arten der Nahrungsergänzung nicht mehr notwendig:

- *Synthetische Vitamine.* Der Bedarf an fettlöslichen Vitaminen wird hervorragend durch Kokosmus, rohe Eier, Rohmilchbutter, rohe Nüsse und Samen gedeckt. Grüne Smoothies liefern die wasserlöslichen Vitamine, rohe Eier und Nüsse/Samen sind hervorragende Quellen an B-Vitaminen.

- *Metabolische Beschleuniger.* Eine beliebte Form der Nahrungsergänzung sind konzentrierte Substanzen, die versprechen, den Stoffwechsel anzukurbeln und somit die Fettverbrennung zu fördern. Ein reizvolles Argument für viele, aber komplett überflüssig, wenn gesunde Hungerzyklen zugelassen werden. Ein träger Stoffwechsel entsteht hauptsächlich durch zu häufige Mahlzeiten und die damit verbundene mangelhafte Produktion von cAMP und eine zu häufige Ausschüttung von Insulin.

- *Isolierte Substanzen.* Einzelne Mineralstoffe, Vitamine, Coenzym Q10 oder andere Substanzen in weitestgehend isolierter Form, ohne den Verbund eines natürlichen Lebensmittels, sind in der Befreiten Ernährung normalerweise überflüssig. Alle Mineralien, Vitamine etc. arbeiten in einem komplexen Verbund mit zahlreichen anderen Nahrungssubstanzen und diese Wechselwirkungen sind noch lange nicht vollständig erforscht. Ein einzelnes Vitamin in hoher Konzentration zuzuführen, ohne die zahlreichen natürlichen Begleitstoffe, die in der Natur dieses Vitamin umgeben, ist etwa so, als würde man in einem großen Orchester nur einem oder einigen wenigen Musikern ein Mikrofon geben. Auf das Gesamtgefüge der Musik würde sich das ebenso nachteilig auswirken wie die Einnahme isolierter Vitalstoffe auf das Gesamtgefüge des Stoffwechsels. Kurzfristig können manchmal isolierte Vitalstoffe als eine Art Medikament für die Behandlung spezifischer Beschwerden eingesetzt werden, doch auf Dauer sind sie in der Befreiten Ernährung eher kontraproduktiv.

In den letzten 20 Jahren sind vermehrt Firmen mit einer naturnahen Philosophie zum Thema Nahrungsergänzung in Erscheinung getreten. Die von diesen Firmen angebotenen Produkte sind oftmals nicht mehr isolierte Substanzen, sondern konzentrierte natürliche Nahrungsmittel oder Extrakte mit einem vielseitigen Substanzprofil. Diese Entwicklung ist definitiv begrüßenswert. Manche dieser Nahrungsergänzungsmittel nehmen Menschen auch nach Umstellung auf die Befreite Ernährung noch ein, weil ihr Körperinstinkt ihnen sagt, dass es ihnen gut tut. Doch die subtile Angst vor einem Mangel in der normalen Ernährung verschwindet und es kommt oft vor, dass die bislang täglich eingenommenen Produkte nach einiger Zeit der Praxis mit der Befreiten Ernährung einfach vergessen werden. Sehr oft verlagert sich das Interesse von Nahrungsergänzungsmitteln zu Wildnahrung, eine interessante »Nebenwirkung« der Befreiten Ernährung.

Welchen Platz und Stellenwert hat also Nahrungsergänzung in der Befreiten Ernährung? Angesichts außergewöhnlicher und für unser biologisches System völlig neuer Belastungen in der modernen Welt kann eine an diese Herausforderungen angepasste Nahrungsergänzung sehr wertvolle Dienste leisten. Wer die Befreite Ernährung befolgt, muss sich um die Grundversorgung mit Vitalstoffen keine Sorgen machen. Aber wir sollten uns auch bewusst machen, dass unser Basiswissen über Ernährung und die Physiologie des menschlichen Stoffwechsels aus Zeiten stammen, in denen es keine Handys, Flachbildschirme usw. gab. Hinzu kommen die genetischen Vorbelastungen durch inzwischen schon mehrere Generationen von Menschen, deren Nahrung mit Pestiziden und Kunstdünger erzeugt wurde. Wir leben in einer Welt, in der die simple Einteilung in gesunde und kranke Menschen immer weniger relevant ist. Es gibt eine breite Grauzone zwischen einem optimal funktionierenden Körper und einem Zustand von Krankheit, der die Lebensfähigkeit massiv einschränkt. Die meisten navigieren irgendwo dazwischen und sind dabei einer ungeheuren Anzahl von Einflüssen ausgesetzt, über deren langfristige Auswirkungen auf unsere Physiologie bestenfalls spekuliert werden kann. Die wesentliche, im Zellstoffwechsel nachweisbare Folgeerscheinung dieser Beanspruchung ist nitrosativer Stress, der sich in einer Vielfalt von zum Teil überlagernden Symptomen äußern kann, die nicht immer in klassische Krankheitsbilder passen. Naturbelassene Nahrung und gesunde Zyklen von Hunger und Sättigung sind eine wichtige Grundlage für die Reduktion von nitrosativem Stress. Wer sich ständig mit Nahrung sättigt, belastest seine Mitochondrien. Wer nie die körpereigenen Glykogenspeicher durch Hungerphasen leert, erhöht den Stresspegel der Mitochondrien und das Krebsrisiko. Denaturierte, vitalstoffarme Nahrung erhöht nitrosativen Stress derart, dass eine gesunde Funktion der Mitochondrien unmöglich wird und der Körper zunehmend zu Kompensationsmaßnahmen greifen muss, um die Lebensfähigkeit der Zellen zu erhalten. Hunger zu genießen und den Körper mit grünen Smoothies und rohen gesättigten Fetten zu versorgen, reduziert nitrosativen Stress bereits deutlich. Eine sinnvolle Nahrungsergänzung in der heutigen Zeit sollte vor allem darauf abzielen, diese Wirkungen einer gesunden Nahrung zu vervollständigen. Keine Nahrungsergänzung an sich kann die nachteiligen Wirkungen einer unnatürlichen Ernährung ungeschehen machen. Daher würde es aus meiner Sicht auch wenig Sinn machen, einfach nur Nahrungsergänzungen zu propagieren, ohne über die Art von Ernährung zu informieren, die zu zellulärer Sättigung führt. Im Gesamtkonzept der Befreiten Ernährung aber kann die richtige Nahrungsergänzung einen kraftvollen Synergie-Effekt bewirken, der unsere Zellen für die Herausforderungen der heutigen Zeit wappnet und uns trotz der vielfältigen Belastungen eine wunderbare Zellgesundheit schenkt. Aus diesem Grund habe ich in den vergangenen Jahren Möglichkeiten erforscht, eine ideale Nahrungsergänzung für die Befreite Ernährung zu entwickeln. So entstand Happy Brain.

DIE VERSCHIEDENEN STRESSZENTREN
DES MENSCHLICHEN GEHIRNS

Die Neurologie teilt das menschliche Gehirn in drei wesentliche Areale auf, die jeweils mit einer bestimmten Wahrnehmung des Lebens korrelieren. Das Reptiliengehirn beinhaltet unsere primitiven Überlebensreflexe, es kümmert sich um lebenserhaltende Körperfunktionen und darum, dass wir im Notfall aus einem brennenden Haus flüchten würden. Der Begriff Reptiliengehirn verweist darauf, dass dieser Grad der Gehirnentwicklung bei allen Reptilien zu finden ist.

Das limbische System reguliert unsere Emotionen und unsere sozialen Überlebensstrategien. Sich in der Hackordnung zu behaupten, nach Anerkennung anderer zu suchen, dies sind Strategien des limbischen Systems. Reptiliengehirn und limbisches System sind ohne Zweifel essenzielle Bestandteile des menschlichen Wesens. Wie Dr. Selye, Dr. Lingo und andere Forscher nachweisen konnten, sind diese beiden weitestgehend mit Überleben und Problemlösung befassten Gehirnareale beim modernen Menschen jedoch chronisch überaktiv. Dadurch entsprechen die emotionalen Reaktionen des Menschen oftmals nicht den tatsächlichen Lebensumständen, sondern beziehen sich auf eine unbewusst vermutete Gefahr oder Problemhaftigkeit des Lebens. Dr. Lingo konnte nachweisen, dass Katzen, deren Reptiliengehirnaktivität auf das bei Menschen übliche Niveau gebracht wird, in Panik vor Mäusen flüchten. Dieses Beispiel entspricht der unbewussten neurologisch geprägten Art des modernen Menschen, mit unnötig hohem Stressniveau zu leben. Unsere körperliche Gesundheit leidet darunter ebenso wie die innere Ausgeglichenheit und Glücksfähigkeit, denn Überlebensstress überfordert die körperlichen Ressourcen, wenn es ein Dauerzustand wird.

Die höheren Gehirnpotenziale von Neokortex, Zirbeldrüse und einigen anderen Gehirnarealen liegen in diesem Stresszustand weitestgehend brach. Hier besteht ein enormes Potenzial an Lebendigkeit und Gesundheit, das wir uns erschließen können. Eine Ernährung, die unser Leben und die Gesundheit optimal schützt, signalisiert dem Gehirn, dass es weniger Gefahr für das Überleben gibt, und macht eine Entspannung frei von übertriebenem Überlebensstress wesentlich leichter. ■

Happy Brain und die Zusammenhänge zwischen Zellstress und Gehirnfunktion

Der Name Happy Brain ist nicht zufällig gewählt. Die moderne Zivilisationserscheinung, die von Experten als nitrosativer Stress bezeichnet wird, hat eine direkte Korrelation zu wegweisenden Entdeckungen, die in den 1950er-Jahren in Bezug auf neurologischen Stress gemacht wurden. Durch die Arbeit von Dr. Hans Selye wurde der Begriff »Stress« überhaupt erst in der Medizin und Psycholgie gebräuchlich. Was Dr. Selye bereits um 1950 nachweisen konnte und was heute relevanter ist als je zuvor, ist Folgendes:

Wenn man ganz »normale« Menschen auf der Straße fragen würde, wie es ihnen geht, würden viele wahrscheinlich ehrlich antworten, dass es ihnen subjektiv gut geht. Wenn man nun aber die neurologischen Stressmuster dieser Menschen untersuchte, würde man erkennen, dass sie sich in einem dauerhaften Überlebensstress befinden, der nur in einer akut lebensbedrohlichen Situation sinnvoll wäre. Die Stresszentren im menschlichen Gehirn sind beim zivilisierten Menschen chronisch überaktiv. Der Mensch ist jedoch offenbar derart anpassungsfähig, dass diese Extremsituation so kompensiert und ins Unbewusste abgeschoben werden kann, dass man es normalerweise kaum bemerkt.

Auch nach vielen Jahren, in denen ich auf der Basis dieser bahnbrechenden Erkenntnisse von Dr. Selye versuche, Menschen zu besserer Gesundheit zu verhelfen, beeindruckt es mich, wie weitreichend die Schlussfolgerungen dieser Erkenntnisse sind. Ebenso beeindruckend finde ich es, wie sehr die Erkenntnisse der neurologischen Stressforschung nach wie vor unbeachtet bleiben. Wir wissen längst, dass der sich selbst als ausgeglichen oder gesund erlebende moderne Mensch nur einem Bruchteil seines Potenzials an Gesundheit und Lebensqualität nutzt, aber Medizin und Psychologie nehmen davon kaum Notiz.

Was Dr. Selye im Bereich der Gehirnfunktion entdeckte, wird heutzutage im Bereich des Zellstoffwechsels und der DNS aufgezeigt. Pioniere der zellulären Stressforschung wie Dr. Kremer zeigen, dass der moderne Zivilisationsmensch mit einem Bruchteil seines Potenzials an Zellgesundheit lebt (oder zu leben versucht). Progressive Molekularbiologen stellen die gängige Lehrmeinung in Frage, nach der etwa 95 % der menschlichen DNS aus nutzlosem Material besteht, das keine Erbinformation trägt. Eine immer häufiger geäußerte Ansicht ist die, dass die durchschnittliche Nutzung von 5 % der DNS einer Reduktion der Lebensfunktionen auf das Überleben entspricht. Demzufolge könnten die übrigen 95 % DNS dem noch nicht ausgeschöpften Potenzial an Gesundheit, Lebensfreude und innerem Wachstum entsprechen.

Happy Brain wurde auf der Basis entwickelt, dass im Menschen ein wesentlich größeres Potenzial an Gesundheit steckt, das ihn zu weit mehr befähigt als zu einem Navigieren durch die unzähligen Belastungen der modernen Zeit, ohne krank zu werden. Nitrosativer Stress ist die wesentliche Zivilisationserscheinung, die uns von der Verwirklichung dieses Potenzials abhält. Wenn der Körper sowohl auf der molekularen/biochemischen als auch auf der biophysikalischen Ebene angeregt wird, Potenziale des Gehirns und der DNS abzurufen, die weit über die nackten Überlebensfunktionen hinausgehen, wird ein Leben auf einem ganz neuen Niveau von Gesundheit viel wahrscheinlicher. Happy Brain gibt dem Menschen diese Anregungen.

Wenn der Mensch sein höheres Gesundheitspotenzial verwirklicht, ist das immer eine »Eigenleistung«, die der Fähigkeit des eigenen Körpers und Energiesystems entspringt, und kein von außen zugeführtes Produkt ist in der Lage, dies zu bewirken. Aber die richtigen Anregungen können diesen Prozess wahrscheinlicher, leichter und effektiver machen. Aus diesem Grund ist Happy Brain eine ideale Abrundung der Befreiten Ernährung.

Biophotonen und Skalarwellen: die wichtigsten Zutaten von Happy Brain

Wenn Gesundheitsprodukte beschrieben werden, erfährt man normalerweise zunächst etwas über die physischen Zutaten. Natürlich sind die substanziellen Zutaten von Happy Brain sehr wichtig, aber es gibt bereits viele gute Produkte auf dem Markt mit hochwertigen Mineralstoffen und Kräutern. Was Happy Brain zu einem besonderen Produkt macht, ist eine zweiteilige Energetisierung, die Zellen und Gehirn anregt, sich von begrenzendem Überlebensstress zu befreien und auf einem ganz neuen Niveau von Lebendigkeit zu operieren.

Biophotonen sind durch die Arbeit von Prof. Fritz-Albert Popp zu einem gängigen Begriff der ganzheitlichen Ernährungslehren geworden. Zelluläres Leben wird von einer schwachen Lichtstrahlung oder eben Photonen, die biologisch relevant sind, organisiert. Harmonisierende Einflüsse, die eine Kohärenz der zellulären Strahlung bewirken, gehen einher mit verbesserter Zellgesundheit. Eine geringere Kohärenz der Biophotonenstrahlung der Zellen geht mit abnehmender Gesundheit einher. Auf der Grundlage der Forschungen von Prof. Popp gelang es Dr. K.-H. Fuchs, ein praktisch nutzbares Verfahren zu entwickeln, wodurch Biophotonen gezielt zur Regeneration von lebenden Organismen eingesetzt werden können. Dr. Fuchs vertreibt seit Jahren erfolgreich die von ihm energetisch informierten In-Photonic-Produkte, die zahlreiche positive Eigenschaften auf die Lebensenergie von Menschen, Tieren, Pflanzen und Gebäuden haben. Im Laufe der Jahre habe ich mich eingehend mit dem vielfältigen Angebot an Energieprodukten befasst und die In-Photonic-Produkte sind meiner Meinung nach besonders wertvoll und verlässlich in ihrer Qualität. Aus diesem Grund habe ich mich zu einer Zusammenarbeit mit Dr. Fuchs in der Herstellung von Happy Brain entschieden. Happy Brain ist mit der In-Photonic-Technologie informiert, wodurch Biophotonen in einer außergewöhnlichen Konzentration und Kohärenz zugeführt werden. Dies macht die Einnahme von Happy Brain zu einer effektiven Maßnahme bei der Reduktion von zellulärem Stress.

Der zweite Teil der Energetisierung von Happy Brain geschieht durch die Nutzung von Skalarwellen. Wenn von Energiewellen die Rede ist, stellt man sich normalerweise Transversalwellen vor, die auf einem zweidimensionalen Blatt Papier oder Bildschirm mit der typischen Wellenform dargestellt werden können. In der Natur spielen jedoch Skalarwellen eine wahrscheinlich noch bedeutendere Rolle in der Organisation von Lebensprozessen. Skalarwellen werden heute in einigen progressiven Methoden des Bewusstseinstrainings und in der Therapie gezielt genutzt, um in der Psyche heilsame und stärkende Impulse zu fördern. Nach einigen Jahren des Experimentierens habe ich nun ein Verfahren entwickelt, das über Skalarwellen Informationen auf einen physischen Träger übertragen kann. Wenn es sich bei diesem Träger um ein Lebensmittel handelt, werden durch dessen Einnahme die Informationen dann dem Organismus zur Verfügung gestellt. Die Informationen, die in der Energetisierung von Happy Brain übertragen werden, sind spezifische Anregungen, die eine übermäßige Aktivität der Stresszentren des Gehirns drosseln und die Verbundenheit mit dem Leben stärken. Die Zirbeldrüse und Frontallappen erhalten Impulse, die freies, klares Bewusstsein und innere Ausgeglichenheit fördern. In Kombination mit der Biophotonen-Energie durch das In-Photonic-Verfahren ist Happy Brain somit ein umfassend wirksames Produkt, um zellulären und neurologischen Stress zu reduzieren und die immensen uns innewohnenden Potenziale an Gesundheit und Lebensqualität erfahrbar zu machen.

Energierhythmen und die physischen Zutaten von Happy Brain

Natürlich spielen die physischen Zutaten von Happy Brain auch eine wichtige Rolle. Ich habe sie nach folgenden Kriterien ausgewählt: Sie müssen in ihrer Wirkung spezifisch nitrosativem Stress entgegenwirken und die Funktion der Mitochondrien stärken; sie müssen Vitalstoffe zuführen, die auch bei einer sehr guten Ernährungsweise angesichts der heutigen Lebensumstände in hoher Konzentration sinnvoll sind; schließlich muss das Endprodukt finanziell erschwinglich sein.

Aufgrund dieser Kriterien habe ich zwei komplementäre Formen von Happy Brain entwickelt, die den Rhythmen von Wachsein/Aktivität und Entspannung/Regeneration entsprechen. Im 2. Kapitel wurden die Rhythmen von cAMP und cGMP beschrieben, die uns im Idealfall die Fähigkeit geben, wach und energiegeladen zu sein, wenn wir aktiv sind, und uns danach tief zu entspannen. Die moderne Ernährungsweise, mit zu häufigem Essen, der Zufuhr von Kohlenhydraten ohne körperlichen Bedarf und der Vitalstoffarmut vieler Nahrungsmittel verhindert ein gesundes Funktionieren dieser Rhythmen. Dies können wir durch die Befreite Ernährung wirksam und dauerhaft verändern, sodass die tägliche Nahrungszufuhr die Rhythmen von Energie und Entspannung aktiv fördert, anstatt sie zu behindern.

Doch neben der Ernährung gibt es viele weitere Faktoren, die auf unser Gehirn sowie auf unser Nerven- und Drüsensystem einwirken und unsere Energierhythmen nachteilig beeinflussen. Der allgegenwärtige Elektrosmog, die einseitigen Lichtspektren von Energiesparlampen und Flachbildschirmen, langes Aufbleiben am Abend, zu wenig täglichen Kontakt mit der Natur und viele weitere Charakteristika des modernen Lebens sind hinderlich für die rhythmische, wechselseitige Produktion von cAMP und cGMP, den beiden wichtigsten Modulatoren der Energierhythmen. Die Zutaten von Happy Brain wurden so ausgewählt, dass sie hier ein wirksames »Gegengewicht« bilden und es dem Gehirn wesentlich leichter machen, zu gesunden Energierhythmen zurückzufinden.

Happy Brain Sun

Die erste Happy-Brain-Formel mit dem Zusatz »Sun« unterstützt unsere Phase des Wachseins und die mentale und körperliche Leistungsfähigkeit. Happy Brain Sun enthält keine Stimulanzien, sondern Vitalstoffe und energetische Impulse, die unsere Mitochondrien unterstützen und unsere Leistungsbereitschaft fördern, ohne dass dabei toxische Stoffwechselprodukte entstehen. Auch ein fehlernährter und kranker Körper kann möglicherweise noch große Leistungen abrufen, produziert dabei aber vermehrt freie Radikale und toxische Substanzen, die die Gesundheit weiter untergraben. Happy Brain Sun ist keine schnelle Energiespritze, sondern hochwertige Energienahrung für einen langfristig gesunden Energiehaushalt. Happy Brain Sun besteht aus den folgenden Zutaten:

DOLOMIT

Dolomit ist eines der besten Mineralstoffkonzentrate, die wir zu uns nehmen können. Auch bei einer Ernährung aus biologisch angebauten Lebensmitteln nehmen wir nicht mehr die Konzentration an Mineralstoffen zu uns, die wir in Wildnahrung vorfinden. Natürlich empfehle ich, Wildnahrung in die eigene Ernährung zu integrieren, aber ich sehe auch realistisch, dass es für die meisten Menschen nur begrenzt möglich ist. Der amerikanische Rohkost-Experte David Wolfe geht aufgrund seiner Beobachtung davon aus, dass ein Minimum von 25 % Wildnahrung in der täglichen Ernährung notwendig ist, um in der heutigen Zeit adäquat mit Mineralstoffen versorgt zu sein. Mit der Befreiten Ernährung bekommen wir sicher ausreichend Mineralstoffe, um keinen groben Mangel zu erleiden, aber zwischen der Vermeidung von Mangelerscheinungen und einer Vitalstoffsättigung, die eine nahezu optimale Lebensqualität ermöglicht, besteht ein großer Unterschied. Dolomit wird in ca. 400 Meter Tiefe abgebaut und besteht aus den Schalen von Muscheln und Krustentieren vergangener Zeiten. Das Mineralstoffspektrum von Dolomit entspricht in idealer Weise den menschlichen Bedürfnissen. Es enthält zum Beispiel Kalzium und Magnesium im idealen Verhältnis von 2:1. Im Gegensatz zu isolierten Nahrungsergänzungen, bei denen Kalzium und Magnesium Antagonisten bilden und getrennt voneinander eingenommen werden, finden wir in Dolomit eine natürliche Synergie, die eine einseitige Zufuhr eines Mineralstoffs auf Kosten eines anderen verhindert. Dolomit ist eine ideale Nahrung, um einer Übersäuerung vorzubeugen oder sie zu beheben. Die kristalline Struktur macht es weiterhin zu einem idealen Träger für Biophotonenenergie und damit für die In-Photonic-Technologie, mit der Happy Brain energetisiert wird.

CORDYCEPS SINENSIS

Als ich vor 15 Jahren den Raupenpilz Cordyseps Sinensis kennenlernte, war ich nach kurzer Zeit von der Vielseitigkeit seiner Wirkungen beeindruckt. Dieser Pilz, der in der tibetischen Medizin seit Jahrhunderten geschätzt und vielseitig angewandt wird, deckt ein Wirkungsspektrum ab, das ideal zur Befreiten Ernährung passt. Mir ist keine andere einzelne Substanz oder Pflanze bekannt, die bei der Reduktion von nitrosativem und neurologischem Stress ähnlich wirksam wäre.

Cordyceps Sinensis enthält MAO-Hemmer, eine der besten natürlichen Waffen gegen neurologischen Stress. MAO-Enzyme bauen im Gehirn Neurotransmitter ab. Aufgrund dieses Abbaus stehen für beide Aspekte unseres Energierhythmus – die Phase des Wachseins/der Aktivität und die Phase der Regeneration – weniger Neurotransmitter zu Verfügung, was zu Stimmungsschwankungen, einer Anfälligkeit für Depressionen und einem schwachen Immunsystem führen und mit dem Gefühl einhergehen kann, dass es viel Anstrengung kostet, die Aufgaben des Alltags zu bewältigen. MAO-Hemmer reduzieren diese unfreundlichen Enzyme in unserem Gehirn. Die MAO-Hemmer sind zum Beispiel auch für die Wirkung von Johanniskraut verantwortlich, das erfolgreich bei Depressionen verwendet wird.

Cordyceps Sinensis enthält außergewöhnlich starke Antioxidanzien und erhöht die Leistung der Mitochondrien auf natürliche Weise. Es wird in der TCM zur Stärkung der Nieren- und Leberfunktion eingesetzt und ergänzt damit sehr gut jedes Entgiftungsprogramm. Erschöpfte Nieren sind eines der großen Gesundheitsproblem unserer Zeit, eine direkte Folgeerscheinung von nitrosativem Stress und mangelnder cAMP-Produktion. Zusätzlich zur regenerierenden Wirkung von gesunden Hungerphasen und lebendiger, vitalstoffreicher Nahrung wie grünen Smoothies kann Cordyceps Sinensis erheblich dazu beitragen, die Lebenskraft in den Nieren zu stärken.

KURKUMA

Kurkuma wird wegen seiner gesundheitsfördernden Wirkung seit Jahrtausenden in asiatischen Ländern geschätzt. Kurkumine, die aktiven Inhaltsstoffe in Kurkuma, tragen nach Ansicht von Dr. Kremer sehr effektiv zu einer Reduktion von nitrosativem Stress bei. Im Zusammenspiel mit Cordyceps Sinensis und der konzentrierten Mineralstoffzufuhr von Dolomit sind Kurkumine besonders wirksam.

KARDAMON

Kardamon gehört zur Familie der Ingwergewächse, mit dem Unterschied, dass hier die Frucht und nicht die Wurzel verwendet wird. In der indischen Küche wird Kardamon seit jeher geschätzt, weil er die Verdauung fördert, Blähungen entgegenwirkt, krampflösend ist und generell als Energietonikum angesehen wird. Meiner Beobachtung nach ist Kardamon heutzutage von besonderem Wert, weil er die Lebensenergie der Nieren stärkt und damit einer der verheerenden Wirkungen von nitrosativem Stress entgegenwirkt. Die nierenstärkende Wirkung von Kardamon wird durch die Synergie mit Cordyceps Sinensis noch verbessert.

Mit diesen Zutaten und der zweiteiligen Energetisierung ist Happy Brain Sun ein sehr ausgewogenes Produkt, um unsere Zellen und Organe sowie unser Gehirn sowohl mit physischen Substanzen als auch mit den feinstofflichen Energieimpulsen zu versorgen, die eine gesunde Aktivitätsphase wesentlich fördern. Die Produktion von cAMP und Neurotransmittern wie Dopamin und Acetylcholin, die für mentale Klarheit essenziell sind, wird erheblich gesteigert, wenn Happy Brain Sun in einer Hungerphase eingenommen wird. Wenn in der Befreiten Ernährung Hunger als gesunde Körpererfahrung zugelassen wird, ist es dennoch günstig, den Körper in dieser Phase mit Vitalstoffen und Lebensenergie zu versorgen. Happy Brain Sun ist die perfekte, hochkonzentrierte Vitalstoffnahrung für diese Phase. Die Inhaltsstoffe von Happy Brain Sun ermöglichen dem Körper, Hunger als angenehme Erfahrung ohne Mangel zu erleben. Die regenerative

Wirkung auf Mitochondrien und Nieren fördert eine wirksame Bereitstellung von körperlicher Energie, ohne ungesunde Stimulation oder die übermäßige Produktion an toxischen Stoffwechselprodukten. Happy Brain Sun kann am Morgen sehr gut mit Kräutertee, Grüntee oder warmem Wasser mit frisch gepresstem Zitronensaft eingenommen werden. Eine zweite Dosis kann später am Tag getrunken werden, bis zu einer halben Stunde vor einer Mahlzeit. Wenn der Tag mit Happy Brain Sun und gesunder Flüssigkeit begonnen wird und später – nach Zulassen von echtem Hunger – ein grüner Smoothie oder ein Lubrikator genossen wird, hat der Körper eine sehr gute Grundlage für einen gesunden Tag.

Happy Brain Moon

Happy Brain Moon hat als Hauptzutat ebenfalls Dolomit. Die Mineralstoffe Kalzium und Magnesium sind für die Entspannungsphase ebenso wichtig wie für die aktive Phase des Tages. Im idealen Verhältnis von 2:1 tragen Kalzium und Magnesium zur Entspannung des Nervensystems bei. Wenn man vor dem Schlafengehen eine gute Dosis alkalisierende Mineralstoffe einnimmt, hat man nachts einen ausgeglichenen Säure-Basen-Haushalt. In all den Diskussionen um das Säure-Basen-Gleichgewicht wird oft übersehen, dass im menschlichen Stoffwechsel sowohl basendominante wie auch säuredominante Phasen völlig normal und gesund sind. Entscheidend ist auch hier, wie bei den Rhythmen von cAMP und cGMP, die gesunde Abwechslung. Im Schlaf werden säureüberschüssige Stoffwechselprodukte ausgeschieden und deshalb ist bei vielen Menschen der Urin und Speichel am Morgen sauer, sodass sie nur mühsam in die Gänge zu kommen. Die morgendliche Schwere im Körper und Steifheit in den Muskeln sind zumindest teilweise auf die Übersäuerung während der Nacht zurückzuführen. Dies verführt dann zu weiteren säurebildenden Stimulanzien wie Kaffee, was die Symptome einer mangelhaften Regeneration in der Nacht kurzzeitig maskiert, das Problem aber weiter verschlimmert. Happy Brain Moon, vor dem Schlafenge-

HAPPY BRAIN UND GLYKONÄHRSTOFFE

Obwohl heutzutage fast alle Menschen zu viel raffinierten Zucker zu sich nehmen, herrscht gleichzeitig ein Mangel an essenziellen Zuckern oder Glykonährstoffen. Diese Zuckerformen werden nicht als Energieträger im Stoffwechsel verbraucht, sondern spielen nicht nur eine wichtige Rolle bei der Bildung von Hormonen, Immunzellen, den Blutgruppen und des Kollagens, sondern besonders auch in der gesunden Entwicklung des Gehirns bei Säuglingen und Kindern. Cordyceps Sinensis und Kurkuma als Zutaten von Happy Brain Sun sind gute Quellen von Glykonährstoffen wie Mannose, Galaktose und Arabinoglukanen. Diese Substanzen wirken entzündungshemmend, reduzieren nitrosativen Stress, unterstützen das Immunsystem und sind besonders wertvoll in der Ernährung stillender Mütter und für Kleinkinder. Glykonährstoffe wurden lange kaum beachtet, bekommen aber zunehmend mehr Aufmerksamkeit vonseiten der Ernährungswissenschaft. Die positiven Wirkungen mancher Gesundheitsprodukte wie Aloe vera oder asiatischer Heilpilze sind zu einem großen Teil auf ihre Glykonährstoffe zurückzuführen. Die Befreite Ernährung kann mit grünen Smoothies dazu beitragen, dass die Lust auf den schädlichen raffinierten Zucker deutlich abnimmt, während mit Happy Brain Sun die essenziellen Zucker zugeführt werden. Dies ermöglicht eine vollständige Wiederherstellung eines gesunden Zuckerstoffwechsels. ◼

hen eingenommen, verbessert alleine schon wegen der enthaltenen Mineralstoffe die Regeneration im Schlaf.

Eine zentrale Rolle für unsere emotionale Stabilität sowie für eine gesunde Gehirnfunktion und einen erholsamen Schlaf spielt die Umwandlung der Aminosäure Tryptophan in Serotonin. Dieser Neurotransmitter ist von entscheidender Bedeutung in der neurologischen Gestaltung emotionaler Ausgeglichenheit und die meisten Anti-Depressiva, ob pharmazeutischer oder naturheilkundlicher Art, zielen darauf ab, dem Gehirn einen stabileren Serotoninspiegel zu ermöglichen. Unsere Zirbeldrüse veranlasst, dass bei Dunkelheit aus Serotonin das Hormon Melatonin gebildet wird, was uns müde macht und einen erholsamen Schlaf ermöglicht. Auf diese Weise ist biochemisch geregelt, dass wir tagsüber aktiv sind und nachts schlafen.

In der heutigen Zeit wird diese einfache Nutzung von Tryptophan durch viele Faktoren erschwert. Nicht genug unerhitztes Protein in der Nahrung kann dazu führen, dass es einen funktionalen Mangel an Tryptophan gibt, da manche Aminosäuren ihre biologische Verwertbarkeit durch Erhitzung verlieren und Tryptophan vermutlich eine davon ist. Zu häufiges Essen ist ein weiterer Faktor, der die Nutzung von Tryptophan erschwert. Aber die größte Behinderung der Umwandlung von Tryptophan zu Serotonin und dann zu Melatonin stellen möglicherweise die allgegenwärtigen hochfrequenten elektromagnetischen Felder unserer übertechnisierten Welt dar. Die Zirbeldrüse kann zwischen Tageslicht und einem Feld, das durch ein DECT-Telefon oder Handymasten erzeugt wird, nicht unterscheiden. Da wir ja praktisch überall in einem Meer von technisch erzeugten Mobilfunkwellen schwimmen, ist es für unsere Zirbeldrüse so, als würde es nie mehr Nacht werden, und die Impulse, Serotonin in Melatonin umzuwandeln, bleiben aus.

Ich halte wenig von der Lösung, einfach Melatonin einzunehmen, auch wenn es vielen Menschen damit zunächst erheblich besser geht. Wenn man dauerhaft ein Hormon von außen zuführt, das der Körper eigentlich selbst herstellen sollte, wird die körpereigene Produktion immer weiter geschwächt. Glücklicherweise gibt es eine gesunde und natürliche Alternative, die dazu führt, dass die körpereigene Produktion an Serotonin und die Umwandlung in Melatonin kräftig angekurbelt wird: die Einnahme von 5-HTP (5-Hydroxytryptophan). Bei der Umwandlung von Tryptophan zu Serotonin stellt 5-HTP eine natürliche Zwischenstufe dar, die sowohl in unserem Körper als auch in manchen Pflanzen vorkommt. Es hat sich herausgestellt, dass die Einnahme von natürlichem 5-HTP es dem Körper wesentlich leichter macht, Serotonin in solcher Menge zu produzieren, dass auch die anschließende Umwandlung in Melatonin wieder gut funktioniert. In den Samen der Afrikanischen Schwarzbohne (Griffonia) kommt 5-HTP in großer Konzentration vor. In Happy Brain Moon verwenden wir Griffonia-Samenextrakt als natürliche Quelle von 5-HTP. Die Umwandlung in Serotonin wird in der Befreiten Ernährung begünstigt durch die Wechsel zwischen Hungerphasen und Sättigung, durch eine reichliche Zufuhr an B-Vitaminen (rohe Eier, Hanfsamen) und durch die MAO-hemmenden Wirkungen von Cordyceps Sinensis. Happy Brain ist ein Synergie-Produkt, das seine volle Wirkung im Rahmen der Befreiten Ernährung entfaltet, was am Beispiel der Nutzung von 5-HTP gut veranschaulicht werden kann. Eine einzelne Substanz kann im Körper immer nur im Verbund mit anderen Faktoren wirken.

Happy Brain Moon ist eine ideale Unterstützung für erholsamen Schlaf und sollte ca. 20 bis 30 Minuten vor dem Schlafengehen eingenommen werden. Der Körper wird dann mit einem ausgeglichenem Säure-Basen-Haushalt und einem stabilen Serotonin-Spiegel aufwachen. Diese beiden Faktoren tragen erheblich dazu bei, dass unser Köpergefühl und unser emotionales Empfinden am Morgen angenehm sind. Somit besteht auch kein Verlangen danach, den Körper mit Kaffee zu stimulieren oder mit Marmeladenbrötchen eine Serotonin-Ausschüttung zu erzeugen. Ein wesentlicher Grund für das körperliche Verlangen nach Zucker und Kohlehydraten am Morgen ist Serotoninmangel. Zucker führt kurzfristig zu einer erhöhten Umwandlung von Tryptophan in Serotonin. Wenn wir abends Happy Brain Moon einnehmen, nehmen wir genügend 5-HTP auf, um Melatonin für den Schlaf zu produzieren und am Morgen noch ausreichend Serotonin übrig zu haben.

Happy Brain in die Befreite Ernährung einbauen

Generell empfehle ich, Happy Brain Sun morgens mit gesunder Flüssigkeit (warmes Wasser, eventuell mit Zitronensaft, Kräutertee) einzunehmen. Wer sich von Kaffee entwöhnen will oder ohnehin schon auf andere Wachmacher umgestiegen ist, kann Happy Brain mit Grüntee oder Mate-Tee einnehmen. Eine »Happy Brain Limonade« kann man sich herstellen, indem man frisch gepressten Saft einer Zitrone, eine Prise Himalaya-Salz, Happy-Brain-Pulver und eventuell etwas Honig oder Agavendicksaft in Rohkostqualität in dem Mengenverhältnis mischt, der für den eigenen Gaumen angenehm ist. Zitronensaft in der Kombination mit einem gesunden Süßungsmittel ist ein altes Rezept der indischen Yogis für ein ausgeglichenes Gemüt. Diese Limonade kann man sehr gut zur Arbeit mitnehmen und zwischendurch trinken.

Kleine Happy-Brain-Pausen während der Arbeit sind sehr empfehlenswert. Neurologische Untersuchungen haben gezeigt, dass lange Arbeitsphasen im Sitzen ohne Unterbrechungen nicht sinnvoll sind und produktives Arbeiten eher behindern. Nach etwa 20 bis 25 Minuten im Sitzen sinkt die Produktion an Acetylcholin deutlich ab. Arbeitet man trotzdem weiter, handelt man der Physiologie des eigenen Gehirns zuwider und muss Anstrengung investieren, um trotz verminderter Neurotransmitter-Spiegel noch Sinnvolles zustande zu bringen. Kindern wird ja bereits in der Grundschule beigebracht, dass langes stilles Sitzen etwas Lobenswertes ist, als ob es charakterlich wertvoll sei, die völlig natürlichen Impulse des eigenen Körpers zu unterdrücken. Ich habe immer wieder erlebt, dass Kinder, die mit ADS diagnostiziert wurden und deren Eltern gedrängt wurden, das Kind auf Ritalin zu setzen, von ihrem scheinbaren Problem befreit wurden, wenn ihre Lehrer(innen) ihnen erlaubten, nach der Hälfte der Schulstunde aufzustehen und sich zwei Minuten zu bewegen. In meinen Seminaren zum Thema »Lernen wie ein Genie« erarbeiten wir uns einen Lernstoff, während wir immer wieder kurze Bewegungspausen einlegen, weil die Gewohnheit, lange ohne Pause zu sitzen, so stark ist. Wenn Sie also Ihren Neutransmittern und damit Ihrem Wohlbefinden und Ihrer Produktivität bei der Arbeit etwas Gutes tun wollen: Machen Sie alle 20 bis 25 Minuten eine kurze Pause, bei der Sie aufstehen. Sie können ein paar kurze Körperübungen machen oder einfach ein paar Schritte durch den Raum gehen, es muss gar nicht viel Bewegung sein. In manchen dieser Pausen sollten Sie, bevor Sie sich wieder an die Arbeit machen, Happy-Brain-Sun-Limonade oder

GUTER SCHLAF IM MOBILFUNK-ZEITALTER

Die Befreite Ernährung und Happy Brain können viel zu einem gesunden Schlaf beitragen. In der heutigen Zeit sollten wir auch dem Thema Elektrosmog Aufmerksamkeit schenken. In der Nähe des Schlafplatzes sollten sich definitiv keine angeschalteten Handys oder DECT-Telefone befinden. Die elektromagnetische Strahlung dieser Technologien wird von der Zirbeldrüse ganz ähnlich interpretiert wie Sonnenlicht. Dadurch wird die natürliche Produktion an Melatonin, die eigentlich bei Dunkelheit einsetzen sollte, erheblich behindert.

Meiner Meinung nach lohnt es sich, DECT-Telefone ganz abzuschaffen und durch ein gutes altes Schnurtelefon zu ersetzen. Ein DECT-Telefon strahlt ununterbrochen, 24 Stunden am Tag, in einer Intensität, die jegliche natürliche Strahlung in diesem Frequenzbereich um ein Milliardenfaches übertrifft. Auf die natürliche Intensität von elektromagnetischen Energien haben sich unsere Körper über lange Zeiträume eingestellt, so wie unsere Ohren für einen bestimmten Lautstärkebereich gemacht sind. Stellen Sie sich vor, Sie hätten in Ihrem Haus eine Lärmquelle, die eine Milliarde mal lauter ist als jedes natürliche Geräusch, das sie je gehört haben, und Sie bekommen eine Ahnung, was DECT-Telefone für Ihre zelluläre Elektrizität bedeuten. Heutzutage werden allerdings auch viele Technologien angeboten, die Elektrosmog neutralisieren sollen. Diese Technologien sind zum Teil sehr hilfreich, aber das Problem der übermäßigen Quantität elektromagnetischer Strahlung können sie nicht lösen. Elektromagnetische Strahlung kann zum Beispiel durch solche Technologien kohärent gemacht oder harmonisiert werden. Für eine geringere Intensität von Elektrosmog reicht das auch völlig aus. Aber bei zu hoher Intensität ist auch eine kohärente Strahlung ein Störfaktor. Auch die schönste, harmonischste Musik würde unser Trommelfell zum Platzen bringen, wenn sie eine Milliarde mal lauter ist als natürliche Geräusche. ■

einfach Wasser oder Tee mit Happy Brain trinken. Auf diese Weise geben Sie Ihrem Gehirn die Anregungen und Vitalstoffe, die es braucht, um die Produktion an Neurotransmittern stabil zu halten. Die stressreduzierenden Substanzen in Happy Brain Sun tragen sehr wirksam dazu bei, dass die Arbeit Sie weniger stresst und stattdessen eher belebt und anregt.

Auf Reisen ist Happy Brain eine gute Grundlage, um auch dann gut versorgt zu sein, wenn man mal nicht seinen Mixer und einen Bioladen zu Verfügung hat. Wenn Sie Happy Brain, eine Packung roher Hanfsamen, ein Glas Kokosmus und ein paar frische Früchte einpacken, können Sie mit einer sehr guten Versorgung auf Reisen gehen. Wenn Sie mal keine grünen Smoothies zu Verfügung haben, ist es empfehlenswert, tagsüber die Dosis von Happy Brain Sun zu erhöhen. Grüne Smoothies sind ideale Lieferanten für energetisch hochwertige Mineralstoffe, und wenn diese einmal fehlen, können wir die Mineralstoffe in Happy Brain nutzen, um einem Mangel vorzubeugen.

Was die Einnahme von Happy Brain im Körper verändert

Happy Brain ergänzt die Wirkungen der gesunden Hungerphasen, grünen Smoothies, rohen gesättigten Fetten und vollendet die Synergie, die ich als Befreite Ernährung bezeichne. Happy Brain Sun unterstützt die cAMP-Phase in unserem Tagesablauf und damit die körperliche und geistige Wachheit und Energie. Happy Brain Moon unterstützt die cAMP-Phase und den gesunden Schlaf. Beide Happy-Brain-Varianten helfen dem Gehirn, eine stabile Produktion an Neurotransmittern aufrechtzuerhalten. Happy Brain ist meiner Ansicht nach die beste Unterstützung, wenn man eine gesunde, körpereigene Produktion an Serotonin und Melatonin fördern will.

Über viele Jahre hinweg habe ich immer wieder beobachtet, dass Menschen mit Stimmungsschwankungen und einer Tendenz zu Melancholie und Traurigkeit wesentlich fröhlicher und emotional stabiler werden, wenn sie abends hochwertiges Kalzium und 5-HTP zu sich nehmen. Mit der zusätzlichen energetischen Komponente, die Happy Brain Moon liefert, ist dieser Effekt noch ausgeprägter.

Happy Brain ergänzt die Vitalstoffversorgung der Befreiten Ernährung, sodass wir mit auch wirklich nutzbaren Mineralstoffen versorgt sind. Es wirkt so, als würden wir uns noch komplett von Wildnahrung ernähren. Die Biophotonen und die Skalarwellen-Impulse von Happy Brain bilden einen wichtigen energetischen Ausgleich zu den allgegenwärtigen Elektrosmog-Belastungen und künstlichen Lichtquellen der heutigen Zeit. Durch Happy Brain Sun und Happy Brain Moon können unsere natürlichen Rhythmen von Wachsein und Regeneration im Schlaf wieder erweckt werden, auch wenn wir nicht unter idealen natürlichen Bedingungen leben.

Happy Brain enthält mit Cordyceps Sinensis und Kurkuma zwei besonders wertvolle Träger der seltenen Glykonährstoffe. Dies sind Zuckerverbindungen, die viele lebenswichtige Funktionen haben (nicht zu verwechseln mit raffiniertem Industriezucker, den die meisten Menschen im Übermaß essen). Immunsystem, Zellkommunikation, Blutgruppe, Kollagenaufbau, Knorpelbildung, Gehirn- und Nervenregeneration sind zum Beispiel wesentlich von essenziellen Zuckern abhängig. Diese können zwar im Körper aus den Kohlenhydraten in der Nahrung gebildet werden, aber dies ist sehr aufwendig. Happy Brain entlastet die Enzymsysteme des Körpers durch die direkte Bereitstellung von essenziellen Zuckern. Die körperlich gefühlte Erleichterung, die manche Menschen nach den ersten Tagen mit Happy Brain erleben, ist wahrscheinlich auch auf die essenziellen Zucker zurückzuführen.

Die beiden Produkte Happy Brain Sun und Happy Brain Moon können Sie über die Website **www.befreite-ernaehrung.de** beziehen.

Grüne Smoothies, rohe gesättigte Fette und Happy Brain in der Befreiten Ernährung

Mit Happy Brain ist die Basis der Befreiten Ernährung vervollständigt. Wir achten darauf, wirklichen Hunger zuzulassen und wieder als gesundes Körpergefühl zu genießen. In der Phase des Tages, in der wir wach und aktiv sein wollen, führen wir unserem Körper Lebensenergie und Vitalstoffe zu durch grüne Smoothies, rohe gesättigte Fette und Happy Brain Sun. Wenn wir uns ausruhen können, sind rohe oder gekochte Mahlzeiten, Brot und andere kohlenhydratreiche Nahrungsmittel sowie Happy Brain Moon, ganz nach Vorliebe und Körpergefühl, unterstützend für den Entspannungszyklus.

Morgens kann der Tag mit gesunder Flüssigkeit und Happy Brain Sun begonnen werden. Gutes Wasser (gefiltert oder artesisches Quellwasser) sollte auch für die Herstellung von Kräutertees benutzt werden. Getränke sollten zumindest Zimmertemperatur haben. Wasser pur oder mit frisch gepresstem Zitronensaft, Kräutertee und eine Dosis Happy Brain Sun geben dem Körper und Gehirn Lebensenergie, Flüssigkeit, Mineralstoffe und kraftvolle Phytosubstanzen, die hilfreich dabei sind, die cAMP-Phase für Wachheit und Leistungsfähigkeit zu aktivieren. Innerhalb von fünf bis zehn Minuten kann man eine große Portion grüne Smoothies zubereiten, inklusive Abwasch, sodass die Versorgung für den Tag gewährleistet ist. Der Smoothie wird in Flaschen abgefüllt, die man lichtgeschützt aufbewahrt. Die grünen Smoothies sind normalweise die ideale erste Mahlzeit in der Hungerphase. Hunger zuzulassen und zu genießen ist ein interessanter Selbsterfahrungsprozess, wenn man bisher aus Gewohnheit zu bestimmten Zeiten gegessen hat. Ein grüner Smoothie ist dann die perfekte Versorgung mit Vitalstoffen und Lebensenergie und unterbricht nicht die hormonellen Zyklen der cAMP-Phase.

In manchen Phasen starker Entgiftung, speziell von Schwermetallen, kann es sein, dass der Hunger auf die rohen gesättigten Fette besonders groß ist. Allgemein gilt die Empfehlung, grüne Smoothies als erste Mahlzeit zu sich zu nehmen, aber wenn das Körpergefühl einen besonders starken Fetthunger signalisiert, ist es sinnvoll, diesem nachzugeben. Falls man in der Hungerphase zuerst Lust auf Fette hat, kann man etwas Kokosmus oder Rohmilchbutter und je nach Appetit rohe geschälte Hanfsamen in kleinen Mengen essen und etwa eine Stunde danach einen grünen Smoothie trinken. Stellt ein vollständiger Lubrikator die erste Mahlzeit dar, lohnt es sich, drei bis vier Stunden zu warten, bevor ein grüner Smoothie eingenommen wird. Dies sind allgemeine Empfehlungen, keine strikten Regeln. Wenn man das eigene Körpergefühl wahrnimmt, wird man im Laufe der Zeit immer sensibler dafür, was man zu welchem Zeitpunkt essen und assimilieren kann.

Wenn man in der Hungerphase auch mal Lust auf etwas Salziges hat, empfehlen sich die salzigen und herzhaften Varianten der grünen Smoothies. Wenn man etwas Knackiges zum Beißen möchte, kann man mit einem grünen Smoothie beginnen und hinterher Leinsamenkräcker oder frisch geknackte Nüsse in Rohkostqualität essen.

Wer nach der Arbeit Sport macht, kann im Anschluss einen Lubrikator als ideale »anabole Mahlzeit« zur Versorgung des Körpers in der Regenerationsphase nach körperlicher Belastung zu sich nehmen. Besteht danach noch Hunger, kann auch noch eine weitere Mahlzeit eingenommen werden.

Abends in der Entspannungsphase kann gegessen werden, worauf man Appetit hat. Generell sollte man darauf achten, dass die Nahrung naturbelassen ist, aber wenn man sich zellulär mit grünen Smoothies, rohen Fetten und Happy Brain sättigt, wird man ohnehin die Lust auf stark denaturierte Produkte verlieren. Es ist jedoch wichtig, dass es in der Befreiten Ernährung eine gewisse Flexibilität gibt und eine Mahlzeit am Tag auch unter dem Aspekt der Geselligkeit gestaltet werden kann. Gegen ein gelegentliches Essen im Restaurant ist nichts einzuwenden. Wenn zelluläre Sättigung sich als Körpergefühl etabliert hat, kann es sein, dass die Körperintelligenz auch unerwartete Richtungen in der Gestaltung der Ernährung einschlägt. Vielleicht bekommt man Lust und Interesse daran, mal eine Phase der reinen oder überwiegenden Rohkosternährung einzulegen, ohne daraus ein mentales Konzept zu machen. Vielleicht erkennt man, dass eine bestimmte ethnische Küche für den eigenen Körper besonders wohltuend ist oder dass bisher bevorzugte Gerichte an Reiz verlieren. Hier ist viel Raum für die Entdeckung der eigenen Individualität.

Mit Happy Brain Moon am Abend vollenden wir den Zyklus einer Ernährung, die unsere Energierhythmen ideal unterstützt. Die cGMP-Produktion, die durch eine Mahlzeit und die anschließende Entspannung angeregt wird, kann durch Happy Brain Moon abgerundet und somit die Ausschüttung von Serotonin und Melatonin ideal gefördert werden. Die Mineralstoffe in Happy Brain Moon binden saure Stoffwechselprodukte und füllen die Mineralstoffdepots des Körpers wieder auf. So wachen wir am nächsten Tag mit einem ausgeglichenen Serotonin-Spiegel und einer guten Versorgung mit basischen Mineralstoffen auf und der Körper kann auf diesem Fundament einen neuen cAMP-Zyklus starten.

Zusammenfassung von *Happy Brain*

■ Nahrungsergänzung ist in der Befreiten Ernährung nur sinnvoll, wenn es sich um eine konzentrierte natürliche Nahrung handelt.

■ Isolierte und/oder synthetisch hergestellte Vitamine, Mineralstoffe etc. sind in der Befreiten Ernährung unnötig oder sogar kontraproduktiv.

■ Happy Brain unterstützt den Körper in der Wiedererweckung gesunder Energierhythmen, macht ihn widerstandsfähiger gegen Elektrosmog und verbessert die Regeneration.

■ Happy Brain liefert wertvolle energetische Impulse zur Nutzung des vollen Gehirnpotenzials.

■ Happy Brain Sun unterstützt die Wach- und Hungerphase in der Befreiten Ernährung, Happy Brian Moon fördert den gesunden Schlaf.

6

Leben mit Befreiter Ernährung

Wenn ich über die Befreite Ernährung spreche, mache ich immer wieder eine interessante Erfahrung. Sobald die grünen Smoothies, die rohen gesättigten Fette und Happy Brain besprochen sind, werden unzählige Fragen zu allen möglichen anderen Aspekten der Ernährung gestellt. »Soll man Getreide besser vermeiden oder ist es okay?«, »Was ist mit Hülsenfrüchten?«, »Kann man nach der Umstellungszeit von drei Monaten wieder Olivenöl benutzen?«, »Vertrage ich mit Blutgruppe A denn Käse?«, »Kriege ich durch die grünen Smoothies auch genug Selen?«. Auf vielleicht zehn Prozent dieser Fragen gebe ich eine spezifische Antwort. Einige der am häufigsten angesprochenen Punkte habe ich im achten Kapitel zusammengefasst. Aber bei etwa 90 Prozent der Fragen ist meine Antwort immer wieder die gleiche: »Integrieren Sie die Grundpfeiler der Befreiten Ernährung in Ihr Leben: gesunden Hunger, grüne Smoothies, rohe gesättigte Fette und Happy Brain. Geben Sie sich ein paar Monate Zeit und erleben Sie zelluläre Sättigung. Dann schauen Sie mal, ob die Frage noch relevant ist.«

Wenn ich dann jemanden, dem ich diese Standardantwort gegeben habe, sechs Monate später sehe, höre ich immer wieder, dass die Fragen sich erübrigt haben. Ein Leben mit einem erwachten Ernährungsinstinkt, mit zellulärer Sättigung als körperlicher Basiserfahrung, ist nicht wirklich vorstellbar, bis man es eben selbst erlebt. Auch wenn es sich einfach anhören mag, in der Praxis des eigenen Lebens findet mit dem Vertrauen auf die eigenen Körperinstinkte durchaus ein tiefer psychologischer Veränderungsprozess statt. Dazu möchte ich im Nachfolgenden die Erfahrungen einiger Menschen aufführen, die sich auf die Befreite Ernährung eingelassen haben.

Erfahrungsberichte mit der Befreiten Ernährung

Frank und Barbara Walter, Hawaii, USA

Frank: »Ich war bereits 77 Jahre alt, als ich Christian während seines Besuchs auf Hawaii kennenlernte. Meine Frau hatte mich viele Jahre zuvor zu einer intensiven Beschäftigung mit gesunder Lebensweise gebracht, obwohl ich anfangs eher skeptisch war. Als ehemaliger Pilot der amerikanischen Luftwaffe und »harter Kerl« hatte ich eine etwas herablassende Einstellung gegenüber den Hippies und alternativ orientierten Leuten, die Bio-Gemüse oder braunen Reis aßen. Aber meine Frau ließ sich nicht beirren; und darüber bin ich heute sehr dankbar. Als wir Christian kennenlernten, lebten wir bereits seit Jahren von biologisch angebauter Nahrung. Zucker und Junk Food hatten wir ganz aus unserem Leben verbannt. Wir waren für unser Alter sehr gesund und fit und brauchten keinerlei Medikamente. Mein ungelöstes Problem waren sehr starke Blutzuckerschwankungen, die manchmal überfallartig zu Schwäche und emotionaler Reizbarkeit führten. Alle Ernährungsexperten, die ich bis dahin kannte, rieten mir, ich solle auf eine sehr geringe Kohlenhydratzufuhr achten, und gaben mir Tabellen mit glykämischen Indexen, an denen ich mich orientieren konnte. Meine Beschwerden besserten sich dadurch nur geringfügig und wenn man auf Hawaii inmitten von Papaya-Bäumen lebt, fühlt es sich einfach nicht richtig an, fast ganz auf Früchte zu verzichten.

Christian eröffnete mir eine völlig neue Perspektive, irgendwie hat mich das, was er über das biologische Design des Körpers und zelluläre Sättigung erzählte, überzeugt. Was ich aber nie erwartet hätte, war die Tiefe der Veränderung, die einsetzte, nachdem Barbara und ich mit der Befreiten Ernährung begonnen hatten. Innerhalb von vier Tagen waren alle meine Probleme mit einem schwankendem Energiepegel verschwunden. Ich konnte Früchte essen, ohne hinterher in ein Energieloch zu fallen. Ich brauchte zum Frühstück kein Steak mehr, das bis dahin das einzige war, womit ich meinen Blutzuckerspiegel vormittags stabil halten konnte, das mir aber fürchterlich schwer im Magen lag. Grüne Smoothies waren eine Offenbarung, ich konnte wirklich in meinen Zellen fühlen, dass ich davon ganz anders satt wurde als von den frisch gepressten Gemüsesäften und Salaten, die ich bislang täglich zu mir genommen hatte. Mein Mund und meine Schleimhäute wurden feuchter und innerhalb von einer Woche verlor ich die Lust auf Olivenöl, obwohl ich das niemals für möglich gehalten hätte. Nach nur einer Woche war diese neue Ernährung ein völliger Selbstläufer. Ich konnte aufhören, ständig nach neuen Ideen zu suchen, die mir bei meinen Blutzuckerproblemen helfen sollten, und das war eine wirklich große Entlastung. Wenn auf Dauer etwas im Körper nicht stimmt, kostet das ganz schön viel Energie, auch mentale Energie, die ich jetzt für sinnvollere Dinge einsetzen kann. Außerdem erlebe ich ein deutliches Gefühl von mehr Klarheit und Feinheit der Sinne. Ich liebe die Natur und sehe, höre, rieche und fühle sie gerne, doch ich hatte mich bereits damit abgefunden, dass diese Wahrnehmungen aufgrund meines Alters nicht mehr so intensiv sind wie in meinen jüngeren Jahren. Mit der Befreiten Ernährung sehe ich wieder klarer, meine Haut ist wieder sensibler und ich nehme auch Gerüche deutlicher wahr. Das Thema Ernährung ist nicht länger etwas, worüber ich viel nachdenke, und ich habe keine Zweifel mehr, dass mein Körper genau richtig versorgt ist.«

Barbara: »Nachdem ich vor dreißig Jahren angefangen hatte, mich mit biologischen Produkten und viel frischer, lebendiger Nahrung zu ernähren, war es die Befreite Ernährung, die mich noch mehr zur Natürlichkeit meines Körpers gebracht hat. Ich habe mich schon vorher mit meiner Ernährung recht gut versorgt gefühlt und war für meine 78 Jahre auch sicherlich sehr gesund. Allerdings hatte ich immer wieder Verdauungsprobleme und war auf der Suche nach einer Lösung dafür. Was immer ich ausprobierte, Fasten, Darmreinigungskuren etc., hat kurzfristig gewirkt, aber richtig zufrieden war ich auf Dauer nicht. Als Christian uns von seinen Sichtweisen über Ernährung erzählte, habe ich etwas in der Tiefe verstanden, was ich gar nicht genau in Worten ausdrücken kann. Es hat einfach klick gemacht, meine noch offenen Fragen über Ernährung waren beantwortet und ich wusste: »Das ist es.« Ich war etwas verwundert, denn ich bin schon recht skeptisch und habe im Laufe der Jahre viele Theorien zum Thema Ernährung gehört, die meistens in der Praxis irgendeinen Haken hatten. Bei der Befreiten Ernährung war es von Anfang an anders. Es fühlte sich nicht mehr so an, dass ich versuchen würde, meinem Körper ein System aufzuzwingen, das sich jemand ausgedacht hat, vielmehr hatte ich das Gefühl, mein Körper entdeckte seine eigene Weisheit. Nach wenigen Tagen praktischer Erfahrung war mir klar, dass diese Ernährung wirklich die natürliche für mich war. Meine Haut fühlte sich besser an, ich hatte nicht mehr dieses intensive Durstgefühl am Morgen und die Smoothies und Lubrikatoren waren einfach zutiefst befriedigend. Was mich auch sehr freute, war die Tatsache, dass ich Frank nicht gut zureden musste, er genoss diese Ernährung und sein Blutzuckerspiegel und auch seine Stimmungen stabilisierten sich innerhalb von ein paar Tagen.

Die Befreite Ernährung ist für mich eine Selbstverständlichkeit geworden. Wenn ich mal für ein paar Tage nicht meine grünen Smoothies habe, vermisse ich sie. Diese Ernährung zu praktizieren ist das Gegenteil von einer erzwungenen Disziplin – ich müsste mich vielmehr dazu zwingen, wieder damit aufzuhören! Wenn ich mir die Menschen in meinem Alter anschaue, wünsche ich mir, dass diese Art der Ernährung sich weiter verbreitet. Ich muss keine Medikamente nehmen, bin körperlich fitter als vor zehn Jahren und habe seit 15 Jahren keine ärztliche Behandlung gebraucht. Wenn ich meine Schwestern treffe, die beide jünger sind als ich, sehe ich, wie sie ihre Medikamente gegen Bluthochdruck, Arthritis und andere Beschwerden nehmen und dann weitere Medikamente gegen die Nebenwirkungen der anderen. Ich bin so froh, dass ich aus diesem Räderwerk ausgestiegen bin und meine Gesundheit selbst in der Hand habe. Manche meiner Angehörigen und Freunde haben sich von der Befreiten Ernährung begeistern lassen und sind genauso glücklich damit wie ich. Besonders freut es mich, dass meine Tochter jetzt gemeinsam mit ihren Kindern diese Ernährung praktiziert. Obwohl meine Enkel als Teenager nun nicht gerade in einem Alter sind, wo sie sich gerne von ihrer Mutter oder ihrer Oma etwas sagen lassen, haben sie die Befreite Ernährung ausprobiert und Gefallen daran gefunden und ihre Vorurteile gegen gesundes Essen abgelegt. Sie essen mit ihren Freunden auch mal Junk Food, aber zuhause mögen sie ihre grünen Smoothies, außerdem machen sie sehr kreative Mischungen aus Kokosbutter, Früchten und Nüssen. Sie müssen nicht auf alles verzichten, und trotzdem haben sie eine sehr gute Grundlage für ihre Gesundheit.

Insgesamt bin ich der Meinung, dass die Befreite Ernährung wirklich die große Verwirrung beim Thema Ernährung beenden kann. Ich habe jedenfalls keine Zweifel mehr, dass mit dieser Ernährungsweise mein eigener Körper ganz genau fühlen kann, was richtig für mich ist.«

Christopher Cornwell, Palo Alto, USA
»Während meiner Beschäftigung mit dem Thema Ernährung bin ich durch einige intensive Phasen gegangen, die zum Teil auch extrem waren. Mit 19 Jahren wurde ich mit Begeisterung veganer Rohköstler. Ich war damals wirklich komplett davon überzeugt, dass dies die einzig wahre und ethisch vertretbare Ernährung für den Menschen sei. Da ich in Kalifornien lebte, gab es viele Gleichgesinnte, eine Zeit lang sogar ein Rohkost-Restaurant in San Francisco. Schwankungen im Wohlbefinden und der starke Gewichtsverlust, verbunden mit der Schwierigkeit, wieder zuzunehmen, werden von Verfechtern der veganen Rohkost immer als Entgiftungserscheinung und Heilungskrise gewertet. Ich habe viel Weisheit in dieser Ernährung gefunden, aber

eben auch eine dogmatische Enge erlebt und ein Wegschauen bei den echten Problemen, die manche vegane Rohköstler bekommen. Ich war oft hungrig und hatte nicht das Gefühl, richtig genährt zu sein. Ich genoss die Leichtigkeit in Körper und Geist, die diese Ernährung mit sich brachte, brauche oft nur vier Stunden Schlaf und konnte intensiv und lange arbeiten, ohne müde zu werden. Zeitweise erfuhr ich eine richtige körperliche Euphorie. Auf der anderen Seite hoffte ich darauf, dass mein Gewichtsverlust und der häufige unbefriedigte Hunger irgendwann einmal vorbei sein würden, aber das geschah nicht. Irgendwann fing ich an, an der Idee zu zweifeln, es handele sich nur um wünschenswerte Entgiftungsreaktionen. Nachdenklich machte mich auch die Tatsache, dass es unter den veganen Rohköstlern, mit denen ich verkehrte, mehrere Paare gab, die Kinder haben wollten und offenbar unfruchtbar waren, in manchen Fällen sowohl die Männer als auch die Frauen. Als ich die Forschung von Weston Price kennenlernte, wurde mir klar, dass die vegane Rohkost einige wesentliche Schwachpunkte hat und nicht die ideale Ernährung für den Menschen darstellt. Sich dies einzugestehen, war gar nicht so leicht, es kam mir vor, als wäre ich ein Priester, der anfängt, an Gott zu zweifeln. Ich begann wieder, gekochte Nahrung und auch Fleisch zu essen, und fühlte mich zunächst besser. Ich legte an Gewicht zu und befand mich nicht länger in ständigen Heilungskrisen. Auch andere Veganer, die wieder tierische Nahrung zu sich nahmen, erlebten Positives, so habe ich zum Beispiel einige Paare erlebt, deren Kinderwunsch sich erfüllte, als sie von der veganen Ernährung abrückten. Trotzdem war mir nicht ganz wohl, mir fehlte ein umfassenderes Verständnis für die positiven und negativen Seiten der Rohkosternährung. Ich vermisste auch die Leichtigkeit im Körper, die ich bei der Rohkosternährung so sehr genossen hatte.

Schließlich lernte ich Christian kennen, und was er sagte, schien mir wie ein Brückenschlag zwischen den positiven Aspekten der veganen Rohkosternährung und den Erkenntnissen von Weston Price zu sein. Ich begann, wieder mehr Rohkost zu essen, aber hauptsächlich in Form von grünen Smoothies und Lubrikator-Mischungen. Die Blähungen, die ich in meiner Rohkostzeit von Salaten bekommen hatte, traten nicht mehr auf. Ich fühlte mich wieder leicht und gleichzeitig satt und konnte mein Gewicht problemlos halten. Die Befreite Ernährung gab mir das Gefühl, mich viel mehr von meinem eigenen Körpererleben und weniger von den Theorien anderer leiten lassen zu können. Das hört sich vielleicht etwas banal an, aber vor der Befreiten Ernährung hatte ich in meinem Körper einfach immer das Gefühl, dass etwas fehlt, und mein Körpergefühl allein konnte mir nicht sagen, was es war. Die gängigen Theorien über Ernährung enthielten alle viel gute Information, aber in der Praxis habe ich nicht die gleiche Erfahrung totaler Zufriedenheit im Körper gemacht, wie ich sie jetzt mit der Befreiten Ernährung erlebe. Ich habe inzwischen mehrere ehemalige Anhänger der veganen Rohkost, aber auch anderer Ernährungssysteme wie Blutgruppen-Ernährung oder Ayurveda kennengelernt, die mit der Befreiten Ernährung das Gefühl erlebt haben, noch umfassender und besser versorgt zu sein als vorher. Als Christian von zellulärer Sättigung sprach, dachte ich, ich wüsste bereits, was er damit meint. Aber ich muss zugeben, dass ich erst durch die Befreite Ernährung wirklich erlebe, was es bedeutet, wenn meine Zellen richtig satt sind. Diese Art der Ernährung hält ganz offenbar die richtige Balance zwischen Prinzipien, die auf alle Menschen zutreffen, und dem Raum für Individualität. Viele meiner Freunde und Kollegen praktizieren inzwischen die Befreite Ernährung und keiner hat jemals wieder auch nur darüber nachgedacht, damit aufzuhören. Der Körper will einfach damit weitermachen, mir und meinen Freunden und Kollegen geht es jedenfalls so.

Ich glaube auch, dass diese Art der Ernährung eine gute Unterstützung für die spirituelle Entwicklung ist. Ich fühle mich damit gleichzeitig sehr leicht und energetisch offen und sensitiv, aber eben auch geerdet und körperlich kraftvoll. Vorher kannte ich die feinstoffliche Offenheit und Leichtigkeit der veganen Rohkost oder die geerdete Zentriertheit einer überwiegend gekochten Ernährung mit Fleisch, aber eben nicht beide Qualitäten zusammen. In Anlehnung an das Ayurveda-Modell würde ich sagen, dass meine Doshas in einem wesentlich besseren Gleichgewicht sind als zuvor. Ich habe das Gefühl, dass Qigong-Übungen von meinem Energiesystem jetzt besser genutzt werden können, weil ich dadurch nicht mehr Disharmonien ausgleichen muss, die durch Mängel in der Ernährung entstanden sind. Dieses Gefühl von Leichtigkeit und Erdung kommt mir sehr »richtig« und natürlich vor, so wie ich in meiner Entwicklung als Mensch ja insgesamt danach strebe, den Himmel hier auf der Erde zu erfahren.«

Robert Katzmeier, San Diego, USA
»Bereits als Teenager wurde mein Interesse an Ernährung dadurch geweckt, dass ich mit großem Enthusiasmus Leistungssport betrieb. Ich war ein recht guter American-Football-Spieler und begeisterter Kraftsportler. Ich las alles, was ich zum Thema Ernährung in die Finger bekam, und folgte den typischen Anweisungen für Athleten, die Kraft und Muskelmasse aufbauen wollen: viel Eiweiß, wenig Fett, sechs Mahlzeiten am Tag, Unmengen an Vitaminen, Kreatin und anderen Nahrungsergänzungen. Mit 25 Jahren zahlte mein Körper den Preis für diese Ernährung. Ich hatte permanent Gliederschmerzen und es wurde eine seltene Art von Rheuma bei mir diagnostiziert. Außerdem war mein Immunsystem sehr schwach und ich fing mir jeden Virus ein, der gerade die Runde machte. Vom kraftstrotzenden Jugendlichen war ich zu einem jungen Erwachsenen mit einem Körper geworden, der sich alt und verbraucht anfühlte. Die folgenden fünf Jahre waren geprägt von Hoffnung, zeitweiliger Besserung und immer wieder auch Frustration. Ich beschäftigte mich mit alternativen Heilmethoden, weil die normale Medizin mir lediglich Medikamente anzubieten hatte, die mein Magen nicht vertrug. Für mich war das ein großer Schritt, denn ich war in einer konservativen Rechtsanwaltsfamilie aufgewachsen. Die ganzheitlich orientierten Ärzte, die ich nun aufsuchte, vermittelten mir völlig neue Aspekte über meine Gesundheit, die zwar fremdartig, aber auch einleuchtend waren. Zum ersten Mal wurde mir klar, dass ich mit der ehrgeizigen Haltung eines Leistungssportlers meine Krankheit nicht überwinden würde und ich mir wohl einiges in meiner Psyche anzuschauen hatte, was bis dahin hinter der Fassade meiner zielgerichteten Persönlichkeit verborgen war. Schließlich durchlief ich eine Ausbildung zum Hypno-

se-Therapeuten und durch diese innere Arbeit verbesserte sich mein körperlicher Zustand deutlich. Ich erreichte immerhin einen Zustand, in dem ich nicht mehr täglich Schmerzen hatte und mich fit genug fühlte, um einen normalen Alltag zu bewältigen. Dennoch war ich nicht wirklich wieder gesund und meine Bewegungsfähigkeit blieb eingeschränkt. Ich experimentierte immer wieder mit verschiedenen Nahrungsergänzungsmitteln und Ernährungsformen, die manchmal etwas Besserung brachten, aber mich nie komplett überzeugten.

Eines Tages lud mich eine alte Freundin zu einem Treffen mit einem deutschen Ernährungsexperten ein. Ohne große Erwartungen ging ich hin. Christian erzählte von seinen eigenen erheblichen Gesundheitsproblemen als Jugendlicher, was kaum zu glauben war, wenn man ihn jetzt so sah. Ich ging nach Hause mit dem Gefühl, etwas wirklich Wertvolles erfahren zu haben, allerdings auch mit Zweifeln, was die Umsetzung anging. Wer kann sich schon vorstellen, pürierten Salat zu essen? Trotz meiner Beschäftigung mit alternativen Heilmethoden war ich immer noch stark von meiner Kindheit geprägt, wenn es um Essen ging, und eine richtige Mahlzeit war für mich ein Steak, eine Pizza, ein ordentliches Truthahn-Sandwich oder etwas in der Art. Die ersten Tage mit der Befreiten Ernährung waren dann zwar sehr ungewohnt, aber meine Vorbehalte wichen doch bald der überraschenden Erkenntnis, dass diese Art der Ernährung wirklich Spaß macht. Am Anfang fühlte ich mich noch unsicher damit, einfach so auf meinen Körper zu hören. Ich war es bei meiner früheren Sportlerernährung gewohnt, sehr genaue Vorgaben zu den Mengen an Kalorien, Eiweiß, Fett, der Anzahl der Mahlzeiten etc. zu befolgen. Als ich mich nun mehr und mehr traute, auf mein Körpergefühl zu hören, fühlte ich mich einfach großartig. Hunger zuzulassen war etwas Neues für mich, als Kraftsportler hat man immer Befürchtungen, Muskelmasse abzubauen, wenn man nicht ständig isst. Aber mein Körper genoss die Hungerphasen wirklich und die Mahlzeiten waren dadurch viel befriedigender.

Innerhalb von nur zwei Monaten verschwanden meine Gliederschmerzen vollständig. Ich hatte das Gefühl, die Schritte zur Heilung, die ich auf der psychischen Ebene durch die Hypnotherapie gemacht hatte, gingen jetzt wirklich in den körperlichen Bereich hinein. Diese Erfahrung stellte meine größten Hoffnungen in den Schatten. Ich konnte mich wieder so bewegen wie Jahre zuvor, bevor die rheumatischen Symptome begannen. Meine Freunde, die mich jahrelang in meiner Beweglichkeit als stark eingeschränkt erlebt hatten, konnten kaum glauben, was sie da sahen. Ich begann auch wieder aus Spaß mit etwas Kraftsport, ohne den früheren Ehrgeiz an den Tag zu legen, einfach nur, weil ich es so sehr genoss, endlich wieder intensive Bewegung und Anstrengung zu fühlen. Zu meiner großen Überraschung erreichte ich relativ schnell ein sehr gutes Leistungsniveau, obwohl ich gar nicht so verbissen trainierte. Die Muskelmasse, die ich jetzt aufbaute, war nicht so hyperton und steif wie früher, ich fühlte mich kraftvoll und geschmeidig zugleich. Wenn ich trainierte und hinterher einen Lubrikator oder einen grünen Smoothie zu mir nahm, erholte ich mich viel schneller als früher mit all den Eiweißdrinks und typischen Sportlermahlzeiten.

Nach sechs Jahren Befreiter Ernährung bin ich komplett überzeugt davon, dass ich mich für den Rest meines Lebens so ernähren werde. Meine Beschwerden sind nie mehr zurückgekehrt. Ich bin auch nicht mehr anfällig für Infektionen, wenn in der Grippe-Zeit Kollegen oder Freunde das Bett hüten, bin ich fit und gesund. Ich habe entdeckt, dass in meinen Körper ganz andere Kräfte stecken als nur die, mit der man viel Eisen stemmen kann. Meinem Körpergefühl zu vertrauen ist befreiend und viel von der Energie, die ich früher ins Nachdenken über meine Gesundheit gesteckt habe, steht mir jetzt für andere Dinge zur Verfügung. Durch diese Erfahrung habe ich begonnen, mir selbst generell mehr zu vertrauen. Ich glaube, wir lassen uns oft zu sehr von Autoritäten außerhalb unserer selbst verunsichern. Wenn man aber im eigenen Körper bei etwas so Grundlegendem wie der täglichen Ernährung erlebt, dass alle Weisheit schon da ist, kann das sehr ermutigend sein, auch sonst im Leben mehr auf die eigene Wahrheit zu vertrauen.«

Ellen Webster, Pensacola, USA

»Bis vor vier Jahren war ich mit meinem Leben recht zufrieden, jedoch hatte ich ein Problem, das unüberwindlich schien: Ich litt unter ständigem Heißhunger auf Süßigkeiten. Obwohl ich ansonsten immer sehr diszipliniert war und leicht meine Ziele im Leben erreichen konnte, war dieser Heißhunger stärker als meine innere Kraft. Mit Mühe konnte ich manchmal einen Tag lang auf Süßes verzichten, aber am nächsten Tag holte ich das Versäumte dann gebührend nach. Mit Sport und dem Versuch, mich abgesehen von den Süßigkeiten gesund zu ernähren, hielt ich mein Gewicht einige Jahre auf einem erträglichen Niveau, aber mit Ende 30 wurde ich dann doch immer dicker. Ich fühlte mich oft schlapp und lustlos und hatte schlechte Laune, wenn ich mal einen halben Tag keine Schokolade oder süßes Gebäck zu mir nahm. Ich las ein Buch über Zuckersucht, in dem alle meine Symptome zutreffend beschrieben wurden, und genehmigte mir nach dieser anstrengenden Lektüre erst mal ein ordentliches Stück Kuchen. Die Autorin dieses Buches schlug einfach den kalten Entzug vor und ich wusste, dass mir ein solcher Weg nicht gelingen würde. Ich war langsam verzweifelt, weil ich mir eingestehen musste, wirklich süchtig zu sein. Ich glaube, dass unsere Gesellschaft die Sucht nach Zucker total unterschätzt, weil Zucker nichts Anrüchiges hat wie Kokain oder andere Drogen. Ich kann nur aus meiner Erfahrung sagen, dass ich hilflos süchtig war und genauso unfähig, daran etwas zu ändern, wie ein Junkie oder Alkoholiker.

Ich lernte Christian auf einem Seminar kennen, in dem er eigentlich Methoden zum effektiveren Lernen vermittelte, aber er sprach auch über das Thema Ernährung. Als er sagte, durch die Befreite Ernährung würde unter anderem der Heißhunger auf Zucker vergehen, klang das wunderbar und unglaublich zugleich. In einem persönlichen Gespräch erzählte ich ihm von meiner Zuckersucht. Er empfahl mir, den Tag mit einem grünen Smoothie zu beginnen und auch schon am Vormittag etwas rohes Fett in Form von Kokosbutter zu essen, damit ich mit den wichtigsten Nährstoffen versorgt war, bevor der Heißhunger auf Zucker einsetzte (was normalerweise gegen Mittag geschah). Die ersten Tage waren nicht einfach. Mein Geschmackssinn hatte sich durch den vielen Zucker schon ziemlich verändert, grüne Smoothies waren anfangs jedenfalls nicht gerade ein Genuss. Nach einer Woche wurde es schon besser und langsam schmeckten mir die Smoothies so gut, dass ich mich mit dem Gedanken anfreunden konnte, diese Ernährung weiterhin zu praktizieren. In der zweiten Woche begann eine Veränderung, die ich kaum glauben konnte, obwohl ich ja schon durch Christian davon gehört hatte. Die Heißhunger-Attacken auf Süßigkeiten wurden seltener. Es kam jetzt vor, dass ich erst um 17 oder 18 Uhr den Drang nach Süßigkeiten verspürte. Dadurch verringerte sich automatisch die Menge an Süßigkeiten, die ich in mich hineinstopfte, auch wenn ich den Heißhunger-Anfällen noch nachgab. Eines Tages dann, als ein solcher Heißhunger über mich kam, probierte ich zum ersten Mal eine weitere Empfehlung aus, die Christian mir gegeben hatte: ich kaute eine Handvoll Mandeln sehr langsam und gründlich. Der Heißhunger war danach tatsächlich verschwunden. Ich hatte zwar noch den Gedanken an Schokolade, aber nicht mehr die körperlich schmerzhafte Empfindung, sie unbedingt zu brauchen. Es war seit vielen Jahren der erste Tag ohne Süßigkeiten, den ich mir nicht mit Willenskraft abringen musste. In den folgenden Wochen gab es immer mehr solcher Tage, an denen ein Heißhunger nach Zucker kurz aufflackerte, aber dann auch schnell wieder verschwand, besonders dann, wenn ich Mandeln oder einen Lubrikator zu mir nahm. An anderen Tagen gab ich dem Heißhunger nach, aber die Süßigkeitsmengen, die ich dabei zu mir nahm, waren nicht mehr so exzessiv. Manchmal stellte ich fest, dass mir meine früher heißgeliebte Schokolade gar nicht mehr richtig schmeckte. Ungefähr vier Monate, nachdem ich mit der Befreiten Ernährung begonnen hatte, hörten die Heißhunger-Anfälle auf. Ich beobachtete das zunächst etwas ungläubig und hatte die Befürchtung, dass es sich vielleicht um ein vorübergehendes Phänomen handeln könnte. Aber der Heißhunger kam nicht zurück und ich konnte deutlich fühlen, dass sich etwas Fundamentales in meinem Körper verändert hatte. Es war, als ob ein Loch in mir nun gefüllt war. Ich habe seitdem ab und zu mal ein Stück Schokolade gegessen, aber die angebrochene Tafel dann wochenlang liegen gelassen. Das wäre früher nie möglich gewesen.

Mein körperlicher und emotionaler Zustand hat wahre Quantensprünge gemacht, seit diese Sucht nach Zucker aus meinem Leben verschwunden ist. Zunächst einmal ist es für eine Frau wirklich belastend, mit Übergewicht zu kämpfen und sich hilflos der Gewohnheit ausgeliefert zu fühlen, die es verursacht. Ich spürte wegen meiner Zuckersucht und ihren sichtbaren Folgen einen großen Druck, hatte ein schlechtes Gewissen und das Gefühl zu versagen. Durch die Befreite Ernährung habe ich erlebt, dass diese Sucht keine Charakterschwäche war, sondern Ausdruck eines körperlichen Mangels. Wenn mein Körper richtig versorgt ist, habe ich gar keine Tendenz zur Sucht und es mangelt mir auch nicht an Disziplin. Mit der Befreiten Ernährung habe ich entdeckt, dass ich natürliche Nahrung viel lieber mag und ich mir nicht mit innerer Kraft ungesunde Dinge verbieten muss, denn diese haben gar keinen großen Reiz mehr, seit ich meinen Körper mit der richtigen Nahrung versorge. Allein dieses Erleben ist für mich eine immense Erleichterung. Ich habe mein Übergewicht verloren, ohne auf Kalorien zu achten oder vorgegebene Diätpläne zu befolgen. Indem ich einfach nach den Prinzipien der Befreiten Ernährung auf meinen Körper höre, habe ich keine Gewichtsprobleme mehr. Essen ist zu einem angenehmen, genussvollen Bereich meines Lebens geworden, der heute meine Gesundheit optimal unterstützt. Mein Körper hat ein völlig anderes Energieniveau, die starken Stimmungsschwankungen und Energielöcher, die früher zu meinem Alltag gehörten, sind verschwunden. Ich habe jetzt viel mehr Spaß an Bewegung, während ich mich früher mit Willenskraft dazu zwingen musste, etwas Sport zu treiben. Früher bekam ich regelmäßig Kopfschmerzen, ohne daran etwas ungewöhnlich zu finden, und Kopfschmerztabletten gehörten ganz selbstverständlich zu meinem Leben dazu. Ich habe seit über drei Jahren keine Kopfschmerztablette mehr gebraucht. Ich sehe heute definitiv jünger und vitaler aus als vor meiner Umstellung auf die Befreite Ernährung. Meine Haut ist feuchter und geschmeidiger geworden, ohne dass ich neue Hautpflegeprodukte ausprobiert hätte. Insgesamt fühle ich mich wie ein neuer Mensch. Ich bin mir absolut sicher, dass ich diese Ernährung für den Rest meines Lebens praktizieren werde.«

Nadine Brugge, Utrecht, Niederlande

»Ich erfuhr von der Befreiten Ernährung zu einem Zeitpunkt, als mein Mann und ich uns sehnlichst ein Kind wünschten und ich einfach nicht schwanger wurde. Wir begannen diese Ernährungsweise mit einer Mischung aus Hoffnung und Skepsis. Zu unserer großen und freudigen Überraschung wurde ich nach nur vier Wochen schwanger. Mein Körper empfand diese Ernährung von Anfang an als wohltuend und richtig, aber mein Kopf hatte doch noch viele Zweifel. Mir schwirrten die vielen Warnungen vor rohen Eiern und die angebliche Gefahr einer von ihnen ausgelösten Toxoplasmose in der Schwangerschaft im Kopf herum. Eine Freundin, deren Mann Arzt ist, machte mir richtige Vorwürfe, ich würde die Gesundheit meines Babys aufs Spiel setzen. Ich sprach deshalb noch einige Male mit Christian, der mich immer darin bestärkte, mehr auf meinen Körper als auf andere Personen zu hören, und das bezog er auch auf sich selbst. Es war sehr wichtig für mich, diese Unterstützung zu erfahren und wirklich zu realisieren, dass mein Körper von Natur aus perfekt ausgestattet ist, um ein Baby in mir zu tragen und zu gebären. Während meiner Schwangerschaft ging ich durch einen tiefen Prozess des Loslassens, was Ängste vor dem Leben angeht. Ich konnte auf einmal sehen, wir sehr ich durch die populären Ideen über Gefahren in der Schwangerschaft und durch Ärzte dazu verleitet wurde, meinem eigenen Körper nicht zuzutrauen, dass er seine ganz natürliche Funktion ohne Überwachung und Eingriffe ausführen kann. Nach einer Ultraschall-Untersuchung entschied ich mich dafür, keine weiteren durchzuführen, und ich nahm kein Eisen und keine der anderen Mittel, die mir mein Arzt dringend empfahl. Ich genoss meine Lubrikatoren und passte die Prinzipien der Befreiten Ernährung ganz meinem Appetit an. Glücklicherweise unterstützte mich mein Mann dabei rückhaltlos, was mir viel Sicherheit gab. Meine Schwangerschaft war eine wunderbare Erfahrung und ich hatte das Gefühl, dass ich mit dieser Ernährung meinem Baby nicht nur die Grundlage für ein körperlich gesundes Leben, sondern auch ein Vertrauen in den eigenen Körper mitgeben konnte.

Die Geburt war für mich geprägt von diesem Vertrauen, wir hatten uns für eine Hausgeburt mit einer Hebamme entschieden. Ich erholte mich sehr schnell von der Geburt und wir waren natürlich überglücklich. In der Mutter-Kind-Gruppe, in der ich mich mit anderen Müttern und ihren Babys traf, konnte ich in den nächsten Monaten sehen, wie viele gesundheitliche Probleme heutzutage schon bei Babys auftreten. Zwei der Babys hatten Neurodermitis und sie und ihre Mütter litten schrecklich darunter. Alle Babys außer meinem Sohn waren sehr anfällig für Darmgrippe. Ich erwähnte zwar, dass ich in meiner Ernährung einen wichtigen Grund sah, warum mein Baby nicht krank wurde, aber die anderen Mütter konnten das nicht nachvollziehen. Sie meinten, ich hätte wohl einfach nur Glück. Es war schmerzhaft zu sehen, wie sehr sich die Einstellung verbreitet hat, dass Gesundheit Glückssache ist und das Kranksein einfach so passiert, ohne dass wir daran etwas ändern können.

Mein Sohn ist inzwischen sieben Jahre alt und ein rundum gesundes Kind. Er hat viel Freude daran, Wildkräuter für grüne Smoothies zu sammeln und versorgt mit mir zusammen ein kleines Salatbeet. Er isst auch mal Eis mit seinen Freunden, wir finden es wichtig, ihm im Bereich der Ernährung nicht viele Vorschriften zu machen. Er merkt von ganz allein, dass ihm etwas fehlt, wenn er mal bei Freunden gegessen hat. Pommes Frites und viele andere ungesunde Dinge, die viele Kinder in seinem Alter immerzu haben wollen, schmecken ihm gar nicht. Einmal war er ein Wochenende lang bei einem Freund, und als er zurückkam, hatte er das große Bedürfnis nach einem grünen Smoothie. Da habe ich nochmal tiefer begriffen, dass man bei der Befreiten Ernährung wirklich der Weisheit des Körpers trauen kann.

Ich bin sehr froh, dass mein Sohn einen ganz natürlichen, spielerischen Zugang zur Natur hat. Seine Freunde im Kindergarten und jetzt in der Grundschule haben oft keinen wirklichen Bezug zur Natur und finden es schon in diesem Alter interessanter, am Computer zu spielen als auf Bäume zu klettern. Ich glaube, dass das auch mit der Ernährung zusammenhängt, denn wenn man seinen Körper mit künstlichen Produkten ernährt, wird man sich wahrscheinlich eher durch künstliche und virtuelle Welten stimulieren wollen. Unsere kleine Familie jedenfalls ist mit der Befreiten Ernährung rundum zufrieden. Mein Mann und ich fühlen uns besser als vor acht Jahren, als wir mit der Befreiten Ernährung begannen. Ich hatte früher immer erhebliche Menstruationsbeschwerden, die seit unserer Ernährungsumstellung nie wieder aufgetreten sind. Unser Sohn hatte seine Kinderkrankheiten mit deutlich schwächeren Symptomen, als sie bei anderen Kindern auftraten, und scheint immun gegen Grippen und andere häufige Infektionen zu sein. Kinderkrankheiten gehören offenbar zur Reifung des kleinen Menschen dazu, aber sie müssen sicher nicht so beschwerlich sein, wie das meistens der Fall ist. Meine jüngere Schwester hat sich von meinen positiven Erfahrungen inspirieren lassen und ebenfalls mit der Befreiten Ernährung begonnen, bevor sie schwanger wurde. Ihr Kind ist in seiner Krabbelgruppe auch das einzige, das nie ernsthaft krank ist.

Insgesamt habe ich das Gefühl, durch die Befreite Ernährung die Gesundheit meiner Familie selbst im Griff zu haben. Ich respektiere die Medizin und würde mich in echten Notfällen auch wieder an Ärzte wenden, aber für unsere Gesundheit im Allgemeinen hat sie uns nicht helfen können. Mit der Befreiten Ernährung, einem Osteopathen, zu dem wir manchmal gehen, und einer kleinen homöopathischen Hausapotheke fühlen wir uns von der Medizin weitgehend unabhängig.«

Barbro Holm, Stockholm, Schweden

»Ich interessiere mich seit vielen Jahren für gesundheitliche Themen, obwohl in Schweden deutlich weniger Information und Ressourcen zu diesen Themen vorhanden sind als zum Beispiel in England oder Deutschland. Ich habe viel Literatur über Rohkosternährung gelesen und damit experimentiert. Meine Erfahrungen mit Rohkost waren eine bunte Mischung aus positiven und problematischen Wirkungen. Auf der einen Seite verschwanden meine Ekzeme, wenn ich ein paar Wochen nur Rohkost zu mir nahm. Auf der anderen Seite war mir immer kalt und ich war nie richtig satt. Besonders im Winter fühlte sich diese Art der Rohkosternährung einfach nicht gut an. So schwankte ich zwischen Phasen der überwiegenden Rohkosternährung und dem vermehrten Essen von gekochter Nahrung. Vor einigen Jahren hörte ich von einer etwas anderen Art der Ernährung, die auch auf Rohkost beruht, aber eben doch einige wesentliche Unterschiede zu den gängigen Rohkostpraktiken aufweist. Der Freund, der mir davon erzählte, hatte sich ebenfalls viele Jahre mit Rohkost beschäftigt und eine Ausbildung dazu in einem Gesundheitszentrum in den USA absolviert. Aber auch er war mit der normalen Rohkosternährung nicht ganz zufrieden. Er lernte Christian bei einer Reise nach Deutschland kennen und kam begeistert nach Hause zurück. Ohne viel über die Hintergründe zu wissen, fing ich an, die grundlegenden Elemente der Befreiten Ernährung umzusetzen. Ich ließ mich wirklich hungrig werden und lernte dabei viel über mich und meine Stimmungen. Ich konnte sehen, wie oft ich in der Vergangenheit schnell zu etwas Essbarem gegriffen hatte, weil der Hunger mein Denken und Fühlen sensibler und klarer macht und ich dann manchmal mehr von meinen tieferen Emotionen erlebe. Als ich lernte, Hunger richtig zuzulassen, war das wie ein Reifungsprozess, der dazu führte, dass ich weniger Unbehagen in Bezug auf meine Emotionen hatte. Ich erlebte größere Sensibilität immer weniger als etwas Bedrohliches.

Anfangs hatte ich Ekel bei dem Gedanken, rohe Eier zu essen, obwohl mir der Lubrikator immer ausgezeichnet schmeckte. Aber ich blieb dran, ich wollte wirklich wissen, ob diese seltsame Ernährung die Lösung für mich sein könnte. Nach etwa zwei Wochen stellte ich fest, dass ich eine Zufriedenheit mit dem Essen erlebte, die ich so nicht kannte. Ich war wirklich satt, nicht in dem Sinne, dass der Bauch voll war, sondern dass ich mich zutiefst zufrieden fühlte. Ich fühlte eine andere Art von Kraft in mir und im Gegensatz zu meinen veganen Rohkostphasen war mir überhaupt nicht kalt. Nach und nach stellten sich einige der für die Befreite Ernährung typischen Wirkungen ein, von denen ich damals noch gar nichts wusste. Ich ließ mein Öl, mit dem ich früher täglich Salatsoßen angerichtet hatte, unbenutzt stehen. Erst einige Zeit später erfuhr ich, dass es den meisten so geht, wenn sie die rohen Fette essen, wie es in der Befreiten Ernährung empfohlen wird. Ich brauchte auch deutlich weniger zu trinken, was mich verwunderte, aber angenehm war. Mein Körper fühlte sich auf eine gute Art »feuchter« an. Nach ungefähr zwei Monaten sah ich, dass meine Ekzeme langsam kleiner wurden und weniger juckten. Dieser Effekt ging mit ein paar Schwankungen kontinuierlich weiter und nach etwa sechs Monaten war ich komplett frei von Ekzemen. In meinen früheren Rohkostphasen verschwanden die Ekzeme zwar schneller, aber es war mir nie möglich, diese Art von Rohkost länger als drei oder vier Monate durchzuhalten, und die Symptome kamen immer sehr heftig zurück, wenn ich wieder Gekochtes aß. Mit der Befreiten Ernährung musste ich keine reine Rohkost praktizieren, ich gönnte mir auch öfter mal ein warmes Gericht oder ein Stück Brot. Diese Ernährung ist für mich realistisch, ich kann auch mal in ein Restaurant gehen oder bei Freunden essen und bekomme keine Probleme. In der Rohkosternährung habe ich das Potenzial gesehen, dass der Körper sich wirklich heilen kann. Mit der Befreiten Ernährung ist dieses Potenzial Wirklichkeit geworden. Als ich später hörte, dass Christian den Begriff »Befreite Ernährung« benutzt, dachte ich nur, wie passend er sei. Ich bin befreit von der verwirrenden mentalen Auseinandersetzung mit all den verschiedenen Ernährungslehren. Ich kann heute meinem Appetit vertrauen und bin jeden Tag komplett zufrieden. Meine Gesundheit ist so stabil geworden, wie ich es früher nicht kannte. Was die Rohkost an heilender Wirkung hat, erlebe ich jetzt ohne die unangenehmen Begleiterscheinungen wie Kälte oder das Gefühl, nicht richtig satt zu sein. Für mich ist es klar, dass mein Körper diese Ernährung weiter haben will, und ich habe nie das Gefühl, auf etwas verzichten zu müssen.«

Klaus S., Aachen

»Ich bin 45 Jahre alt und habe bis vor drei Jahren mit gesunder Lebensweise gar nichts am Hut gehabt. Eine ordentliche Mahlzeit war für mich eine Currywurst in der Mittagspause. Die Bio-Welle ging lange komplett an mir vorbei. Ich machte mir keine großen Gedanken, ob es Zusammenhänge zwischen Ernährung und Gesundheit gibt. Als ich dann zunehmend Probleme mit meinen Kniegelenken bekam, war ich sehr beunruhigt. Sport und Bewegung waren für mich immer wichtig, aber mit 41 Jahren wurde dann eine Arthrose bei mir diagnostiziert. Die Aussichten waren nach Aussagen der Ärzte nicht gerade rosig. Ich ging schließlich zu einer Heilpraktikerin, von der ich mir erhoffte, dass sie mein Problem beseitigen könnte. Ich war allerdings ernüchtert, als sie mir sagte, dass eine wirkliche Heilung meine Mitarbeit verlangen würde, inklusive erheblicher Veränderungen in meiner Ernährung. Was sie mir vorschlug, hörte sich abstrus an: Hunger zulassen, Salate im Mixer zu Mus verarbeiten, rohe Eier essen …, aber auf der anderen Seite hatte ich nichts zu verlieren und mittlerweile war ich an einem Punkt angelangt, wo ich nur noch mit Abstützen aus einem Stuhl aufstehen konnte. Treppensteigen war zu einer Qual geworden. Ich dachte mir, ich könnte es ja mal für ein paar Wochen mit dieser Ernährung versuchen. Es kostete mich Überwindung, grüne Smoothies als Mahlzeit zu akzeptieren. Aber zu meinem Erstaunen schmeckten sie mir dann doch recht gut und die Lubrikatoren sowieso. Ich fiel nicht in das typische Nachmittagsloch, das ich früher mit Kaffee und Keksen bekämpft hatte. Ich schlief viel besser und generell fühlte ich mich gesünder. In der zweiten und dritten Woche hatte ich das starke Gefühl, dass mein Körper anfing, diese Nahrung als die »richtige« zu registrieren, und was ich bislang am liebsten gegessen hatte, verlor an Attraktivität. Ich kann nicht behaupten, dass die Umstellung über Nacht passierte, denn meine Erinnerungen an meine früheren Essgewohnheiten waren noch stark präsent. Oft ging es mir so, dass ich beim Nachdenken über das Essen wehmütige Gefühle hatte. Wenn ich dann aber eine Mahlzeit zu mir nahm, die meiner neuen Ernährungsweise entsprach, war ich sehr damit zufrieden. Irgendwann musst ich mir einfach eingestehen, dass meine Vorurteile gegen gesunde Ernährung nichts mit der Wirklichkeit zu tun hatten. Mir schmeckte diese neue Ernährung nicht nur gut, ich war mit ihr wirklich zufriedener.

Nach ein paar Wochen ging das Treppensteigen zunehmend einfacher. Aufstehen war schon bald wieder ohne Aufstützen möglich. Abgesehen von diesen klar beschreibbaren Veränderungen gab es noch etwas anderes, was grundlegend neu für mich war. Ich begann, mich von Grund auf gesund zu fühlen. Ich dachte bis dahin immer, gesund ist man, wenn man nicht krank ist. Aber jetzt setzte in meinem Körpergefühl dieses neue Erleben ein, dass ich von Grund auf gesund bin und gesünder werde, obwohl ich noch die Symptome einer ernsthaften Krankheit hatte. Mit diesem Gefühl erwachte auch ein neues Vertrauen, dass die Arthrose vollständig heilen würde. Über die nächsten Monate ging ich durch einige Höhen und Tiefen, aber in mir war ein unerschütterliches Vertrauen, dass sich alles zum Guten entwickeln würde. Ich informierte mich auch ein wenig über ganzheitliche Heilmethoden und verstand, dass die gelegentliche Rückkehr meiner Symptome eine Heilungskrise war.

Es dauerte etwa zehn Monate, bis ich komplett frei von Symptomen war. Ich erlebte auch, wie deutlich sich manche Dinge in der Ernährung auswirkten. Wenn ich wieder etwas mit Zucker gegessen hatte, was ich nur noch selten tat, kamen meine Symptome verstärkt für zwei bis drei Tage zurück. So lernte ich nach und nach, auf meinen Körper zu hören. Ich war wohl bis dahin ein ziemlich kopflastiger Mensch und es war neu für mich, dem Körpergefühl so viel Aufmerksamkeit zu schenken, aber es war auch sehr wohltuend. Natürlich waren auch die Behandlungen meiner Heilpraktikerin wichtig und ich kann nicht sagen, dass mich die Ernährung allein geheilt hat. Aber ich bin mir sicher, dass ich ohne diese Ernährungsumstellung nicht gesund geworden wäre. Ich fühle mich heute gesünder und besser als seit vielen Jahren und habe ein großes Vertrauen in meine eigenen Selbstheilungskräfte gewonnen. Die Befreite Ernährung macht mir Freude und ich vermisse nichts von meiner früheren Lebensweise.«

Lukas Pavlik, Regensburg

»Ich hatte seit meiner Kindheit mit gesundheitlichen Problemen zu kämpfen gehabt. Die gute tschechische Küche meiner Mutter und Großmutter hätte ich wohl nie damit in Verbindung gebracht, wenn ich nicht durch eine befreundete Familie mit den Büchern von Dr. Bruker in Berührung gekommen wäre. Ich begann, die Vollwertkost nach Dr. Bruker in mein Leben zu integrieren, und erlebte sehr positive Resultate. Meine ständigen Zahnfleischentzündungen und meine extreme Anfälligkeit für Grippe verschwanden innerhalb des ersten Jahres mit Vollwertkost. Ich lebte jetzt von Frischkornbrei, Frischkostsalaten und etwas Obst, Vollkornbrot und ab und zu warme Vollwertgerichte. Wegen der guten Erfahrungen mit der Vollwertkost hielt ich mich sehr konsequent an die Richtlinien von Dr. Bruker. Dennoch war ich nach ein paar Jahren unzufrieden. Ich litt unter Verdauungsproblemen, die ich eigentlich nicht hätte haben sollen, weil ich die Vollwertkost konsequent befolgte. Besonders der Frischkornbrei schien mir nicht zu bekommen. Es war keine einfache Situation, denn in der Vollwerternährung gilt der Frischkornbrei als absolut notwendig für die gesunde Ernährung und Verdauungsstörungen werden immer damit begründet, dass man es irgendwie nicht richtig macht. Meine eigene Erfahrung stand dem aber entgegen und ich musste mich der Möglichkeit öffnen, dass es vielleicht mehr Wissen zum Thema Ernährung gab, das mir nur noch nicht zugänglich war. Ich experimentierte in den folgenden Jahren mit Ayurveda und dadurch wurde meine Verdauung besser, aber die überwiegend gekochte Nahrung machte mich auch weniger vital und ich war nach dem Essen oft müde.

Schließlich hörte ich einen Vortrag von Christian, der mir schon durch seine Bücher bekannt war. Was er sagte, war einerseits einleuchtend, andererseits erforderte es auch ein wirkliches Umdenken bei mir. Was mich letzten Endes überzeugte, war die Aussage, dass man an die Befreite Ernährung nicht glauben muss, sondern dass es nur wenige Monate des Ausprobierens erfordert, bis der Körper erkennt, dass diese Ernährung optimal ist. Das klang wie ein spannendes Experiment. Es war dann auch wirklich spannend zu sehen, wie ich mich mit dieser neuen Art zu essen fühlte. Mehr als jede Theorie überzeugte mich schon bald dieses Gefühl: »Das ist es«, eine Art von Erkennen. Ich fühlte mich so rundum wohl und zufrieden und die Wirkungen, die Christian in seinem Vortrag beschrieben hatte, stellten sich nach und nach ein. Ich hatte weniger Durst und das deutliche Gefühl, besser mit Wasser versorgt zu sein, obwohl ich weniger trank. Ich hatte schon nach wenigen Wochen keine Lust mehr auf Öl und dafür große Lust auf Fette wie Kokosmus und Rohmilchbutter, die in der Befreiten Ernährung die Hauptrolle spielen. Ich war durch die Vollwertkost gewohnt, dass frische Salate ein Hauptbestandteil meiner Ernährung waren, aber jetzt konnte ich wirklich erleben, dass grüne

Smoothies mich auf eine tiefere Weise satt machten. Salate schmecken mir immer noch gut, aber grüne Smoothies sind eindeutig wertvoller. Die Verdauungsprobleme, die ich mit Vollwertkost erlebt hatte, traten bei der Befreiten Ernährung nicht auf. Ich hatte eher das Gefühl, dass keine Ernährungsweise, die ich bis dahin kannte, meiner Verdauung so gut tat wie dieses System. Ich musste nicht soviel Gekochtes essen wie im ayurvedischen System, um meine Verdauung nicht zu belasten. Ich hatte nach zwei Monaten bereits deutlich mehr körperliche Energie und auch mein Denken wurde klarer. Essen war auch irgendwie weniger wichtig, ich machte einfach tagsüber meine Smoothies und Lubrikatoren und wusste, dass ich damit perfekt versorgt war. Wenn man mit der Verdauung Probleme hat, beschäftigt einen die Frage schon sehr, was man denn überhaupt essen soll. Die Befreite Ernährung hat mich auf jeden Fall von dieser Mühle des Nachdenkens über Ernährung befreit. Mir war jetzt auch völlig klar, warum Vollwertkost, Ayurveda und andere Ernährungslehren alle ihre Vorzüge und positiven Wirkungen haben, aber eben auch ihre Grenzen. Ich empfinde es als sehr erleichternd, von all diesen unterschiedlichen Ernährungssystemen nicht mehr verwirrt zu sein. Mein Körper weiß jetzt wirklich, was ihm gut tut. Ich habe bei der Befreiten Ernährung überhaupt nicht mehr das Gefühl, mich an die Vorgaben von jemandem halten zu müssen. Diese Ernährung gestaltet sich wirklich aus mir selbst heraus.«

Gerlinde Meier, Österreich

»Vor sechs Jahren nahm ich an einem Seminar mit Christian Opitz teil, in dem es gar nicht um das Thema Ernährung ging. Während dieses Seminars wurde einfach die Ernährung angeboten, die Christian empfiehlt. Für mich war Ernährung ein sehr schwieriges Thema, denn ich hatte 52 nachgewiesene Nahrungsmittelallergien. Die Symptome waren sehr gravierend, wenn ich mal etwas aß, worauf ich allergisch war, konnte ich stundenlang starke Schmerzen haben. Glücklicherweise waren die grünen Smoothies für mich unbedenklich und so ernährte ich mich während dieser Woche fast nur von den Smoothies und löffelweise Rohmilchbutter und etwas Salat. Auf

Eier war ich auch allergisch und traute mich deshalb noch nicht an die Lubrikatoren. Ich sah das eigentlich nur als Kur, ich dachte, es könne ja nicht schaden, das mal eine Woche zu machen. Wir praktizierten auch sehr gründliches Kauen, was am Anfang nicht einfach war, aber sich auch sehr gut anfühlte. Am vierten Tag hatte ich dann ein ganz besonderes Erlebnis. Ich aß einen Salat, der zwei Zutaten enthielt, auf die ich sonst immer extreme allergische Reaktionen hatte. Ich merkte das erst, nachdem ich schon einiges davon gegessen hatte. Zu meiner großen Überraschung blieben diesmal die schmerzhaften Reaktionen aus. Nach dem Seminar machte ich nicht nur mit den grünen Smoothies, sondern auch mit der Rohmilchbutter und den Hungerphasen weiter. Außerdem besorgte ich mir auf Christians Empfehlung hin Dolomit und Cordyceps als Nahrungsergänzungen. Ich fühlte mich wirklich großartig damit, war nach dem Essen nicht mehr müde und viel besser in der Lage zu entspannen. Ich traute mich im Laufe der nächsten Wochen immer wieder, Dinge zu essen, die sonst schlimme Allergiereaktionen ausgelöst hatten, aber es gab keine Reaktionen. Mein Mann war von dieser Veränderung völlig begeistert und begann auch, grüne Smoothies und Rohmilchbutter in seinen Speiseplan aufzunehmen. Ich wagte mich dann auch an die Lubrikatoren heran, die schon bald unsere erfrischende Nachmittagsmahlzeit wurden und Kaffee und Kuchen ablösten. Bei meinem Mann verbesserte sich die Durchblutung. Er litt schon viele Jahre lang an kalten Händen und Füßen und hatte nun ein neues Wärmegefühl. Wir sind beide über sechzig Jahre alt und Freunde sind immer wieder erstaunt, wie sehr wir uns verjüngen. Wir fühlen uns auch jünger und vitaler und erleben jetzt, dass Altern nicht mit zunehmenden körperlichen Beschwerden einhergehen muss. Unsere geliebten Bergwanderungen schaffen wir heute mit mehr Elan und sind hinterher weniger erschöpft.

Unser Sohn ist Arzt und war sehr interessiert an dem, was wir ihm über unsere neue Ernährung berichteten. Dass meine Allergien einfach nur durch eine andere Ernährung verschwanden, nachdem ich vorher mit Bioresonanztherapie und anderen Verfahren keine Besserung erlebt hatte, machte ihn wirklich neugierig. Inzwischen empfiehlt er die Befreite Ernährung seinen Patienten und ist sehr angetan von den Ergebnissen. Vor allem sagt er immer wieder, dass dies die erste Empfehlung für gesunde Ernährung ist, die seine Patienten auch dauerhaft befolgen. Er hat es als Arzt oft nicht leicht gehabt, seinen Patienten eine gesündere Lebensweise nahezubringen, aber wenn sie mal eine kurze Zeit lang die Befreite Ernährung ausprobiert haben, bleiben sie fast immer dabei. Das entspricht ja auch ganz unserem eigenen Erleben. Für uns hat sich wirklich eine neue Perspektive eröffnet, was den Genuss anbelangt. Früher waren wir leidenschaftliche Kuchenesser und die nachmittägliche Kaffee- und Kuchenstunde war für uns der Inbegriff von Genuss. Wir gehen zwar gelegentlich noch mal in ein schönes Kaffeehaus, aber Kaffee, Kuchen und Zucker sind nicht mehr Bestandteil unserer täglichen Ernährung, weil wir es einfach nicht mehr so oft mögen. Zur letzten Adventszeit haben wir immer neue Lubrikator-Mischungen mit Lebkuchengewürzen oder anderen weihnachtlichen Gewürzen ausprobiert und damit viel Freude gehabt. Besonders mein Mann hat früher gesundes Essen und leckeres Essen als zwei grundverschiedene Dinge betrachtet. Mit der Befreiten Ernährung essen wir, was wir am liebsten essen wollen, und es geht uns gesundheitlich großartig damit.«

Andrea Bühler, Schweiz

»Ich bin zur Befreiten Ernährung nach einer langen Krankheitsgeschichte gekommen. Ich bekam bereits als Baby Cortison verabreicht und das setzte sich fort, bis ich Mitte 20 war und mein Immunsystem völlig ruiniert war. Ich war einfach permanent kränklich, ohne dass meine Symptome in ein klassisches Krankheitsbild passten. Die Ärzte stuften mein Problem immer wieder als rein psychisch ein, was mich schier verzweifeln ließ. Mit 27 bekam ich eine Tochter, die mein ein und alles war und ist. Trotz der großen Liebe zu ihr war das erste Jahr sehr schwierig, denn mein körperlicher Zustand war einfach zu labil, um die schlaflosen Nächte einer jungen Mutter zu verkraften. Zweimal wurde ich mit einem Zusammenbruch in die Notaufnahme eingeliefert. Ich experimentierte mit allen möglichen Gesundheitsprodukten, aber eine echte Wirkung konnte ich nicht feststellen.

Heilpraktiker konnten mir mit verschiedenen Behandlungen etwas Besserung verschaffen, aber es veränderte sich nichts Grundlegendes. Natürlich beschäftigte ich mich auch mit Ernährung. Die Idee einer körperlichen Entgiftung schien mir sehr logisch, aber wenn ich mal versuchte zu fasten oder eine Frischkostkur zu beginnen, bekam ich derart heftige Entgiftungssymptome, dass ich den Versuch wieder abbrechen musste. Irgendwie musste ich auch noch in meinem Alltag funktionieren und alles, was ich über Entgiftung hörte oder las, schien darauf hinzudeuten, dass diese Symptome unvermeidbar waren. Ich war inzwischen Vegetarierin und das fühlte sich auch gut an, aber über die Ernährung meine Heilung zu finden, schien mir nicht möglich zu sein.

Eines Tages erzählte mir eine Freundin begeistert von der Ernährung, die sie seit kurzer Zeit praktizierte. Da es kein Buch oder andere Informationsquellen gab, nahm ich Kontakt mit Christian auf und ging zu einer persönlichen Beratung. Er sagte mir, dass ich möglicherweise das Verlangen nach sehr viel rohen Fetten entwickeln könne, weil diese Fette helfen würden, Cortison aus meinem Körper auszuleiten. Als ich dann mit der Befreiten Ernährung begann, war ich trotzdem erstaunt, wie gierig ich nach Rohmilchbutter war. Ich musste manchmal in zwei Reformhäuser einkaufen gehen, um genug zu bekommen. Ich nahm jeden Tag einen Lubrikator und fünf bis sechs Mal einen großen Löffel Rohmilchbutter zu mir, dazu jeden Tag einen grünen Smoothie. Ich hatte in der ersten Zeit gar nicht viel Appetit auf etwas anderes, außer manchmal auf etwas Reis. Innerhalb von zwei Wochen begann ein ganz ungewöhnlicher Prozess, den ich so kaum erwartet hätte. Mein Körper war sichtbar damit beschäftigt, Gifte auszuscheiden. Mein ganzer Rücken war mit Schorf bedeckt, der auch etwas juckte, aber ansonsten war es nicht schmerzhaft. In meinem Bauch rumorte es ständig, manchmal wurde mir sehr heiß. Aber gleichzeitig fühlte ich mich besser und viel kraftvoller als vorher. Ich konnte mit dieser Ernährung offenbar sehr intensiv entgiften, ohne so fürchterlich geschwächt zu sein wie bei meinen früheren Entgiftungsversuchen. Ich hatte mehr Energie, die Aufgaben des Alltags waren nicht mehr eine permanente Überforderung. Ich konnte im Alltag wieder singen und lachen und gewann eine Fröhlichkeit zurück, die ich viele Jahre nicht mehr gekannt hatte.

Diese starke Entgiftung dauerte etwa ein halbes Jahr, dann bildete sich der Schorf auf dem Rücken langsam zurück. Als sich mein Zustand wieder normalisierte, nahm auch der Hunger auf Rohmilchbutter ab, ich nahm sie zwar weiter, aber jetzt in normalen Mengen. Ich fühlte mich insgesamt wie neugeboren. Mein allgemeines Befinden war völlig anders, ich fühlte mich gesund und lebendig. Ich war frei von dem Gefühl, das Leben trotz meines körperlichen Zustands bewältigen zu müssen. Mein Körper war jetzt mein Verbündeter, nicht mehr ein qualvolles Hindernis. Ich habe viel mehr Freude am Leben und kann mich auch schwierigen Situationen ganz anders stellen als früher. Wenn am Morgen der Wecker klingelt, freue ich mich auf meinen Tag, früher habe ich oft schon am Morgen gezweifelt, ob ich die Kraft haben würde, alles zu schaffen. Ich bin natürlich nach dieser Erfahrung bei der Befreiten Ernährung geblieben und gebe sie auch an meine Tochter weiter. Sie ist ein gesundes Kind und mag gesundes Essen, ich habe nie die Probleme wie andere Mütter, die ihren Kindern gesundes Essen irgendwie schmackhaft machen wollen. Meine Tochter und ich genießen unser Essen sehr und vermissen nichts. Diese Ernährung ist für mich eine Erlösung nach einem langen Leidensweg und hat mir viel Vertrauen in meinen Körper zurückgegeben. Ich wusste gar nicht, wie tief sich der Glaube in mir eingegraben hatte, dass es einfach normal ist, krank zu sein. Jetzt, wo ich gesund bin, genieße ich es, einen Körper zu haben und das Leben zu spüren. Die Befreite Ernährung wird ganz gewiss immer ein wichtiger Bestandteil meines Lebens sein.«

Vitale Ernährung zelebrieren

Auch wenn ich nicht eine reine Rohkosternährung empfehle, hat die Befreite Ernährung doch viele Überschneidungen mit der Rohkosternährung, ihrem Verständnis vom Mysterium des Lebendigem und ihrem Schwerpunkt auf frischer, naturbelassener Nahrung. Die Rohkost-Szene hat sich im deutschsprachigen Raum in den letzten 10 bis 15 Jahren beachtlich entwickelt. Gab es früher noch recht viel Dogmatik, so hat sich inzwischen ein positiver, zelebrierender Lebensstil mit lebendiger Nahrung als Grundlage durchgesetzt. Auch der Begriff Rohkost, der doch manchmal Assoziationen zu Abmagerungskuren hervorruft, weicht immer öfter dem der vitalen Ernährung. Es kann sehr lohnenswert sein, sich innerhalb dieser wachsenden Subkultur von Menschen, die sich vital ernähren wollen, umzuschauen. Es gibt viel an Information, Inspiration und kreativen Impulsen. Außerdem hat man das Gefühl, nicht allein oder in einer Außenseiterrolle zu sein, wenn man sich mit anderen Menschen über vitale Ernährung austauscht und neue Sichtweisen kennenlernt. Natürlich gibt es innerhalb dieser Bewegung unterschiedliche Auffassungen über viele Details der Ernährungsgestaltung. Die in diesem Buch empfohlenen rohen tierischen Fette werden von manchen Vertretern einer rein pflanzlichen Rohkost abgelehnt, andere mögen Einwände gegen den Gebrauch eines Mixers haben etc. Aber diese Unterschiede müssen kein trennendes Element sein, sondern können eventuell sogar den Horizont erweitern und geistig anregend wirken.

Ich möchte an dieser Stelle meine besondere Wertschätzung für einen der bedeutenden Pioniere der vitalen Ernährung ausdrücken, Urs Hochstrasser aus der Schweiz. Urs ist seit über 20 Jahren ein unermüdlicher Vorreiter auf dem Gebiet der vitalen Ernährung. Als früherer Gourmet-Koch und Hotelier hat er eine besondere Gabe, lebendige Nahrung als Küchenkunst darzustellen und alte Klischees vom kulinarisch unbefriedigenden Gesundheitsfutter zu widerlegen.

Eine besonders empfehlenswerte Gelegenheit, gesunde Ernährung als freudvollen Lebensstil kennenzulernen, ist die Rohvolution, eine internationale Vitalkost-Messe, die dreimal im Jahr stattfindet. Hier trifft man auf interessante Aussteller, kann Vorträge zu einem weiten Themenbereich hören und die Normalität einer im besten Sinne des Wortes »radikal« (an die Wurzel gehend) gesunden Lebensweise erleben. Unter **www.rohvolution.de** gibt es dazu mehr Informationen.

Natur oder menschliche Intervention: worauf vertrauen wir?

Durch die Vermischung religiöser Weltanschauungen mit patriarchalen kulturellen Elementen blicken wir als moderne Menschheit auf eine lange Geschichte des Misstrauens gegenüber der Natur zurück. Im christlichen Europa galt alles Weibliche, Erdverbundende über Jahrhunderte hinweg als unrein, sündhaft, gefährlich für die Seele. Dieses tiefe Misstrauen reichte bis zur Verurteilung von Linkshändigkeit als teuflisch (die linke Körperseite galt schon immer als die weibliche) und fand seinen Ausdruck in christlichen Gemälden, auf denen die Dämonen und Sünder immer links und die Heiligen rechts dargestellt wurden. Selbst unser Sprachgebrauch mit der Assoziation von rechts / Recht und links / »link« (als Ausdruck von »durchtrieben«) ist darauf zurückzuführen, dass im Mittelalter das Weibliche und Irdische, also die Natur als solche, negativ bewertet wurde. Ich erwähne diese Zusammenhänge, weil ich der Meinung bin, dass kollektive mentale Konditionierungen tiefe Spuren in Ländern und Kulturen hinterlassen. Auch wenn wir uns scheinbar weit von den primitiven Formen des Aberglaubens und barbarischen Bräuchen wie Hexenverbrennungen entfernt haben, ist die moderne Zivilisation doch in vielerlei Hinsicht eine Fortsetzung des alten Misstrauens gegenüber der Natur mit anderen Mitteln.

Ernährung und Medizin sind zwei miteinander verwobene Lebensbereiche, in denen eine Rückkehr zum Vertrauen in die Weisheit der Natur ein dringendes Gebot der Stunde ist. Ich weiß nicht, ob Albert Einstein auch an die Gesundheitspflege dachte, als er davon sprach, dass ein fundamentales Umdenken der westlichen Welt für unser Überleben notwendig sei, aber diese Mahnung passt zum Thema Gesundheit. Die moderne Medizin ist auf eine fundamentale Weise von einer Sicht geprägt, in der menschliche Interventionen als sicher gelten und ein Vertrauen auf die Natur als naiv oder gar unverantwortlich eingestuft wird. Wer seine Kinder nicht impfen lässt, muss sich den Vorwurf anhören, unverantwortlich zu sein, wer dagegen mit seinen Kindern zu McDonalds geht, bewegt sich im kulturell völlig akzeptierten Rahmen. Ich werde wohl nie eine Konferenz vergessen, auf der ein naturheilkundlich arbeitender Arzt die Erfolge der Rohkosternährung bei schweren Krebserkrankungen erläuterte, u. a. in der renommierten Gerson-Klinik im kalifornischen San Diego. Er konnte seine Aussagen mit medizinischen Befunden untermauern und zahlreiche Beispiele von Patienten aufzeigen, die mit Rohkost gesund wurden, nachdem ihnen von der Schulmedizin jegliche Heilungschance abgesprochen worden war. Am Ende des Vortrags stand ein Arzt auf und sagte mit einem angewiderten Gesichtsausdruck: »Sie wollen den Menschen doch wohl nicht weismachen, dass man Krebs mit Salatblättern heilen kann. Das ist schließlich eine ernste Krankheit, das müssen schon andere Kaliber aufgefahren werden.« Diese Haltung ist geradezu exemplarisch für die weit verbreitete Vorstellung, die »richtigen« Probleme können nur durch invasive, zerstörerische Maßnahmen behoben werden, die nicht der Natur, sondern dem menschlichen Verstand entspringen. Doch unser Verstand ist nur ein kleiner Faden im großen Gewebe des Lebens, er besitzt nicht die Fähigkeit, sich von diesem Netzwerk abzukoppeln und es wirklich objektiv zu betrachten. Genau diese Illusion der kompletten Objektivität des Verstandes und der Beherrschbarkeit des Lebens war die philosophische Grundlage der modernen Naturwissenschaft. Wir können unglaublich viele Informationen über das Leben anhäufen, was auch sehr hilfreich sein kann, aber was Leben wirklich ist, wird sich immer dem analytischen Verstand entziehen, da er selbst nur ein kleiner Teil des Lebens ist.

Mit Befreiter Ernährung zu leben, bedeutet, in einem wesentlichen Aspekt des Lebens vom einseitigen Vertrauen in den analytischen Verstand zu einer Geborgenheit in der Weisheit der Natur zurückzukehren. In der Gestaltung meiner eigenen Ernährung und in der Begleitung anderer Menschen bei diesem Thema nutze ich natürlich Analyse und naturwissenschaftliche Erkenntnisse. Der größere Kontext aber, innerhalb dessen ich den Verstand nutze, ist für mich immer das Mysterium des Lebens, das die Intelligenz des Verstandes immer übersteigen wird. Das Leben weiß, was es tut, es hat sich über unvorstellbare Zeiträume in einem großartig funktionierenden Netzwerk entwickelt. Wir wissen manchmal in einem gewissen Ausmaß, was wir tun, aber wenn wir glauben, in Lebensprozesse invasiv eingreifen zu müssen, sind die Ergebnisse selten positiv. Befreite Ernährung bringt uns wieder in Kontakt mit der zellulären Intelligenz in Bezug auf die richtige Nahrung. Da wir normalerweise täglich essen und die Nahrungsaufnahme uns unser ganzes Leben begleitet, kann das Erleben von zellulärer Sättigung und das daraus folgende Vertrauen in die eigene Körperintelligenz mit weitreichenden psychologischen Folgen verbunden sein. Ich habe immer wieder beobachtet, wie die Befreite Ernährung ein Auslöser für Menschen war, eine größere Sensitivität für ihr Leben allgemein und für authentische Bedürfnisse zu entwickeln.

Natürliche Ernährung und andere Lebensbereiche

Die erhöhte Sensibilität für andere Lebensbereiche, die aus der Praxis der Befreiten Ernährung hervorgehen kann, sollte ausreichend beachtet werden. Wer nur einen Bereich des eigenen Lebens auf ein natürliches Fundament stellt, das sich an naturgegebenen Bedürfnissen orientiert, und in anderen Bereichen gegen authentische Bedürfnisse lebt, wird möglicherweise gewisse Spannungen erleben. Im positiven Sinne können wir diese erhöhte Sensitivität nutzen, um unser Leben generell auf authentischere Füße zu stellen.

Ich bin der Meinung, dass eine Umstellung auf eine wirklich natürliche Ernährung eine der am leichtesten durchzuführenden Maßnahmen für ein authentischeres Leben ist. Vorausgesetzt wir sind erwachsen und können unsere Lebensgestaltung selbst bestimmen und es uns finanziell leisten, gesunde Lebensmittel zu kaufen, haben wir praktisch die komplette Kontrolle über unsere Ernährungsweise. Niemand isst aus Versehen eine Mahlzeit. Niemand kann uns zwingen, etwas zu essen, was wir nicht wirklich essen wollen (obwohl mir einige Italiener berichtet haben, dass dies bei ihren Müttern nicht ganz zutrifft …). In anderen Bereichen – wie Lebensvisionen, Beruf, Beziehungen, Kindererziehung, emotionale Prägungen und ihre Auswirkungen auf unser derzeitiges Leben – ist der Weg zu tieferer Authentizität etwas komplexer. Wenn es um Ernährung geht, kann ich aus meiner Erfahrung einfach die vier Säulen empfehlen, auf denen die Befreite Ernährung steht, und den Rest erledigt die zelluläre Intelligenz der Menschen, die dies mal für ein paar Monate ausprobieren. Dann erwacht aber eben auch manchmal eine erhöhte Sensitivität für andere Lebensbereiche, in denen es nicht immer ein einfach »machbares« Rezept gibt, wie im Bereich der Ernährung. In tiefere Authentizität zu wachsen und zu reifen, ist anspruchsvoller und verlangt sicherlich mehr Mut und Demut, als eine einfache Veränderung dessen, was man als Nahrung zu sich nimmt. Ich möchte dies an dieser Stelle erwähnen, weil ich über die Jahre immer wieder gesehen habe, dass Erfolg oder Scheitern mit einer natürlichen Ernährungsweise auch viel damit zu tun hat, ob man die Ernährung wirklich als integralen Bestandteil des Lebens begreift. Manchmal wird besonders von Menschen, die sich mit alternativen Ernährungslehren gut auskennen, zu viel auf diesen Bereich projiziert, als wäre die Ernährungsweise von den anderen Bereichen des Lebens isoliert und könne irgendwie allein unsere Probleme lösen. Dies führt fast unweigerlich zu Rückschlägen und in vielen Fällen dazu, dass man die einstmals als ideal betrachtete Ernährung wieder aufgibt.

»Ernährung ist nicht das Höchste im Leben, aber sie ist ein Nährboden, auf dem das Höchste gedeihen oder verderben kann.«

Dieser Ausspruch von Dr. Bircher-Benner ist auch nach über 100 Jahren noch aktuell. Da ein Ernährungsbuch aus meiner Sicht nicht vollständig ist, ohne zumindest ein wenig auf diesen größeren Kontext einzugehen, möchte ich im Folgenden noch ein Thema ansprechen, das vielleicht zu einem tieferen Verständnis von Lebensenergie anregen und zum Erwachen einer tieferen Authentizität führen kann. In den Lebensenergien des Menschen und der Natur liegt ein schier unerschöpfliches Potenzial für Gesundheit, Harmonie und erwachendes Bewusstsein verborgen. Offenbar führen die globalen Krisen, mit denen wir heutzutage konfrontiert sind, auch dazu, dass mehr und mehr Wissen über diese Potenziale und ihre Erweckung bekannt wird. Seit etwa 20 Jahren verbreiten sich wertvolle Erkenntnisse über vitale Ernährung, Rohkost, alte Gesundheitssysteme wie Ayurveda und so weiter. Nun gibt es seit kurzer Zeit einen weiteren Schatz an Wissen über Lebensenergie und Bewusstsein, der lange Zeit weitestgehend verborgen war und nun der Menschheit zugänglich gemacht wird.

Ursprüngliches Wissen der Menschheit über Lebensenergie

Zum Thema der feinstofflichen Lebensenergien gibt es heutzutage ein vielfältiges Angebot an Information und praktischen Methoden, die darauf abzielen, diese Energien im Menschen zu optimieren. Manches davon entspringt moderner wissenschaftlicher Forschung, die sicher wertvolle Erkenntnisse zum Thema Lebensenergien beisteuern kann. Aber feinstoffliche Energie lassen sich nicht vollständig durch wissenschaftliche Instrumente erfassen, sondern nur ihre Korrelate. So sind Biophotonen und bioelektrische Vorgänge im Körper sicher wichtige Korrelate oder Teilaspekte dessen, was alte Kulturen als Chi oder Prana bezeichnet haben, aber diese messbaren Aspekte sind eben nicht Lebensenergie in ihrer Vollständigkeit.

Das Verständnis alter Kulturen über Lebensenergie ist sehr wertvoll, es ist aber auch durch kulturelle und religiöse Vorstellungen beeinflusst. Ein weit verbreiteter Trend in der kollektiven Psyche vieler Kulturen ist die Glorifizierung des Nicht-Materiellen als Lösung für das Leiden und die Probleme des irdischen Lebens. Die Tiefenpsychologie kann uns wertvolle Hinweise geben auf traumatische Ereignisse, die mit der Dichte und den Widrigkeiten des irdisch-körperlichen Lebens einhergehen und sich in religiös-spirituellem Streben nach einer »höheren« Daseinsform äußern. Dieses Streben finden wir dann in Mythologien und Lehren über den Himmel und das Paradies, über Moksha, Nirvana und den Aufstieg in eine höhere Dimension.

Doch lange bevor es diese kulturell gefärbten Lehren gab, existierte ein ursprüngliches Wissen über die Lebensenergien des Menschen und das irdische Dasein galt als Tor zur Harmonie, zur Erleuchtung oder zum Nirvana – und zwar nicht in einer anderen Welt oder jenseits des Rads der Wiedergeburt, sondern mitten im Fleisch und Blut des körperlichen Lebens. Teilaspekte dieses Wissens wurden in manchen spirituellen Traditionen bewahrt, jedoch nie der Allgemeinheit vermittelt. Dieses Wissen hatte ursprünglich keinen bestimmten Namen. Es war so kraftvoll, dass es als unnötig angesehen wurde, daraus eine Lehre, eine Religion oder eine andere Glaubensrichtung zu machen, weil mit den ursprünglichen Methoden der Erweckung von Lebensenergie und Bewusstsein jeder Mensch die Mysterien des Lebens entschlüsseln kann. Ein vorgegebener spiritueller Weg ist nur notwendig, wenn man Menschen nicht zutraut, den Weg aus sich heraus zu finden. Dies war in diesem ursprünglichen Wissen nicht der Fall. Es war zutiefst getragen von dem Vertrauen, dass mit den richtigen Methoden jeder Mensch in der Lage ist, die eigenen Antworten auf die existentiellen Fragen des Lebens zu finden und dass eine Erweckung von Bewusstsein und Körper von allein zu harmonischem Verhalten im Leben führt, ganz ohne moralische Vorschriften. In einigen wenigen spirituellen Lehren wurde dieses ursprüngliche Wissen erhalten, so zum Beispiel im Maoshan-Klan des Taoismus. Bis vor wenigen Jahren war es jedoch weitestgehend unzugänglich und wurde nur an wenige Menschen weitergegeben, die ein Einsiedlerleben führten.

Kunlun Neigong

Durch die Pionierarbeit von Max Christensen ist heute dieses ursprüngliche Wissen über Lebensenergie und Bewusstsein wieder zugänglich. Max war als Sohn eines amerikanischen Soldaten, der im Vietnamkrieg mit dem Entlaubungsmittel Agent Orange in Berührung gekommen war, von schweren Gesundheitsproblemen geplagt und lernte bereits in früher Kindheit von einem taoistischen Meister

Heilungsmethoden, die seinen Körper gesunden ließen. In Max erwachte sehr früh ein Drang, diese wertvollen Methoden später einmal anderen Menschen mitzuteilen, um unnötiges Leiden zu beenden. Sein Lehrer erkannte bald seine besondere Begabung in diesem Bereich und so vermittelte er ihm Zugang zu weiteren Lehrern und Methoden, die bis dahin praktisch geheim waren.

Max Christensen hat all seine Erkenntnisse immer mit einer wunderbaren Großzügigkeit und Bescheidenheit weitergegeben. Obwohl er als hochrangiger Tulku und Lama im tibetischen Buddhismus und als Meister in zwei taoistischen Linien anerkannt ist, blieb er einfach Max, ein Mensch wie jeder andere. Das ursprüngliche spirituelle Wissen, dass ihm seine zahlreichen Lehrer vermittelt haben, hat er unter dem Begriff Kunlun Neigong zusammengefasst. Kunlun heißt wörtlich »Land des Schnees« und bezeichnet eine Bergregion in China, in der dieses Wissen über viele Jahrhunderte in Abgeschiedenheit bewahrt und praktiziert wurde. Neigong bezeichnet die innere Kultivierung einer besonders kraftvollen Lebensenergie. Obwohl Max Christensen sich vom Reisen und vom Lehren des Kunlun Neigong weitgehend zurückgezogen hat, gibt es inzwischen von ihm ausgebildete Praktizierende dieser wunderbaren Kunst, die sie an andere Menschen weitergeben können. Informationen dazu gibt es unter:

www.humansun.com
www.gong-fu.de
www.primordialalchemist.com

Befreite Ernährung, Kunlun Neigong und das ursprüngliche Design des Menschen

Befreite Ernährung entspricht im Bereich der Nahrung dem ursprünglichen Design des Menschen, und damit den grundlegenden Prinzipien, nach denen unser Körper funktioniert. Dazu ist nichts Weiteres notwendig und wenn Sie damit zufrieden sind, wunderbar. Kunlun Neigong erweckt die Lebensenergie des Menschen über die

Ernährung hinaus zu ihrem ursprünglichen Design. Die Kombination beider Ansätze ist meiner Meinung nach besonders wertvoll, um ein tiefes »Nach-Hause-Kommen« im Körper zu erleben. Kunlun Neigong hat eine besondere Natürlichkeit an sich, die nicht unbedingt in allen Praktiken der Kultivierung von Lebensenergie zu finden ist. Ähnlich wie die Befreite Ernährung kann auch Kunlun Neigong besondere Instinkte erwecken, eine besondere Körperintelligenz, die uns in ein direktes Wissen aus dem eigenen Erleben führt und damit über alle Theorien und Dogmen hinaus. Kunlun Neigong kann die Verwirrung über Themen wie Lebensenergie, Chakren, Kundalini, Integration spritueller Erfahrungen, Erdung, Herzöffnung, Lösung von energetischen Blockaden u. a. beenden. Mit Kunlun Neigong und der Befreiten Ernährung ist aus meiner Sicht eine Erweckung des menschlichen Potenzials an innerer Freiheit und Gesundheit in einer besonderen Tiefe und Leichtigkeit möglich.

7

Schwangerschaft, Stillen und Babyernährung

Wohl kein anderes Thema im Bereich der Ernährung liegt den Menschen so am Herzen wie die Frage nach der richtigen Ernährungsweise für ihre Kinder. Durch die Forschung von Weston Price wissen wir, wie sehr bereits die Ernährungsweise beider Eltern vor der Zeugung die Gesundheit des Kindes beeinflusst. In naturnah lebenden Völkern war es eine weit verbreitete Praxis, dass Männer und Frauen, die ein Kind zeugen wollten, z. B. vermehrt hochwertige Fette und rohes Protein zu sich nahmen. Moderne Forschung hat aufgezeigt, dass die Eizelle der Frau mehrfach ungesättigte Fettsäuren enthält und die Samenzellen des Mannes besonders reich an schwefelhaltigen Aminosäuren sind. Wenn diese Substanzen zusammenkommen, entsteht eine besonders starke elektrische Ladung, eine sogenannte Pi-Elektronenwolke. Die Forschungen von Dr. Johanna Budwig, der Entdeckerin der essentiellen Fettsäuren, haben gezeigt, wie bedeutsam die Bildung dieser besonderen elektrischen Ladung für ein gesundes Leben ist. Wenn wir uns die moderne Ernährung mit denaturierten Nahrungsmitteln anschauen, sehen wir, dass durch gehärtete und hocherhitzte Fette, gebratene Speisen und überwiegend erhitztes Protein diese wesentlichen Nährstoffe für Ei- und Samenzellen mangelhaft vorhanden sind. Es fehlen die bioelektrisch wertvollen mehrfach ungesättigten Fettsäuren in ihrer natürlichen molekularen Form und wir müssen bei denaturierter Nahrung davon ausgehen, dass die Eizellen von unnatürlichen Trans-Fettsäuren durchsetzt sind, die keine elektrische Aufladung im Zusammenspiel mit den Samenzellen bewirken. Bei einem Mangel an naturbelassenen, unerhitzten schwefelhaltigen Aminosäuren kann die Bildung gesunder, zeugungsfähiger Samenzellen eingeschränkt sein. Wenn eine naturbelassene Ernährung mit hochwertigen Fetten und rohen Aminosäuren praktiziert wird, ist die Wahrscheinlichkeit einer gesunden Zeugung mit der von Natur aus vorgesehen bioelektrischen Lebensenergie wesentlich höher.

Glykonährstoffe spielen für die Fruchtbarkeit ebenfalls eine wichtige Rolle, denn es sind u. a. diese essentiellen Zucker, die an der Oberfläche der Eizelle die komplexen Vorgänge ermöglichen, durch die eine Samenzelle in das Innere gelangt. Happy Brain Sun ist eine sehr gute Quelle von Glykonährstoffen und kann so zu einer höheren Fruchtbarkeit der Frau beitragen.

Die erste Nahrung des menschlichen Lebens ist nicht, wie meistens irrtümlich dargestellt wird, die Muttermilch. Nach der Zeugung, bevor wir überhaupt im Uterus unserer Mutter eingenistet sind, durchlaufen wir als Zygote einen rasanten Prozess von Zellteilungen. Dies ist natürlich sehr energieaufwendig und nur möglich, weil es eine uterine Nährlösung gibt, die der Körper der Mutter bereitstellt. Es ist wohl legitim, diese Nährlösung als die erste Nahrung des menschlichen Lebens zu bezeichnen. Natürlich ist ihre Zusammensetzung und ihr Nährwert für die Zygote in einem erheblichen Ausmaß von der Ernährung der Mutter abhängig. Ein weiterer wichtiger Faktor ist der Kinderwunsch der Mutter. Trifft eine Zeugung auf den Körper einer Mutter, die sich das Kind wünscht, wird ihr Körper wahrscheinlich auf die Ernährung des beginnenden Lebens sehr gut eingestellt sein. Kommen Kinderwunsch und naturbelassene Ernährung zusammen, sind gute Voraussetzungen gegeben, damit die Zygo-

LEBENSMITTEL UND GESUNDE ZEUGUNG

Für eine erhöhte Fruchtbarkeit und zum Schutz des Erbguts sind folgende Lebensmittel unterstützend:

▶ Rohe Eier

▶ Rohe Hanfsamen

▶ Grüne Smoothies, besonders mit Wildkräutern und Rucola

▶ Goji-Beeren

▶ Happy Brain Sun

▶ Maca

▶ Süßkartoffeln (sind für Frauen besser als normale Kartoffeln)

▶ Leinsamen

▶ Rohmilchbutter

Vermieden werden sollten:

▶ Sojasprossen, Linsensprossen

▶ Tofu, nicht fermentierte Sojaprodukte

▶ Zucker (reduziert die Anzahl der Spermien)

▶ Künstliche Süßstoffe (können eventuell das Erbgut schädigen)

▶ Zubereitungen im Mikrowellenherd (führen im Tierversuch zu Erbgutschäden)

▶ Ananas (kann einen Abbruch der Schwangerschaft bewirken)

▶ Trans-Fettsäuren (Margarine, konventionelle Öle) ■

te auf gesunde Weise durch diese intensive Lebensphase gehen kann.

Die grundlegenden Elemente der Befreiten Ernährung sind sehr dafür geeignet, gute biologische Voraussetzungen für Fruchtbarkeit und eine gesunde uterine Nährlösung zu schaffen. Gesunde Hungerphasen unterstützen die Produktion der Geschlechtshormone bei Männern wie bei Frauen. Grüne Smoothies und Happy Brain versorgen den Körper beider Geschlechter mit vitaler Lebensenergie, Mineralstoffen und anderen Vitalstoffen, die generell für Fruchtbarkeit und eine mineralstoffreiche uterine Nährlösung wichtig sind. Die Vitalstoffe der grünen Smoothies und in Happy Brain tragen auch zu einem Schutz des Erbguts bei, was natürlich für die Zeugung und Entwicklung gesunder Kinder von großer Bedeutung ist. Viele Faktoren wie Elektrosmog und freie Radikale in der Umwelt können potenziell erbgutschädigend wirken. Die kraftvollen Antioxidanzien in grünen Smoothies und in Happy Brain sind hier die beste vorbeugende Maßnahme innerhalb der Ernährung.

Die Schwangerschaft

Die Ernährung in der Schwangerschaft sollte nach den gleichen grundlegenden Prinzipien gestaltet werden wie auch sonst. Vor allem möchte ich Frauen darin bestärken, auf die wunderbare Intelligenz des eigenen Körpers zu vertrauen. Es gab immer wieder Bestrebungen in der Medizin, Schwangerschaften an sich als Krankheit zu klassifizieren, was teilweise sogar in der WHO durchgesetzt wurde. So werden völlig unnötige Ängste vor dem natürlichsten Vorgang des Lebens gefördert, die komplett überflüssig sind. Der weibliche Körper ist von Natur aus perfekt ausgestattet, um ein Baby gesund gedeihen zu lassen. Alleine die Einnistung der Zygote in den Uterus der Frau ist ein derart komplexes Geschehen, dass kein Wissenschaftler bis heute erklären kann, warum das Ganze überhaupt funktioniert. Wenn Sie eine Frau sind, die sich ein Baby wünscht oder bereits schwanger ist, hoffe ich, dass Sie fühlen können, dass die Weisheit Ihres Körpers ein wahres Wunderwerk ist. Medizin, Ernährungswissenschaft und andere Disziplinen können im besten Fall diese Weisheit unterstützen. Zwar haben Sie während der Schwangerschaft besondere Bedürfnisse und eine besondere Sensitivität, aber die Natur stellt Ihnen eben auch besondere Ressourcen zur Verfügung. Die Krankheitsanfälligkeit einer Frau ist in der Schwangerschaft erheblich reduziert. So bekommen schwangere Frauen praktisch niemals Krebs. Im Vergleich zu nicht schwangeren Frauen der gleichen Altersgruppe, die in ungefähr den gleichen Lebensumständen leben, ist die Krebswahrscheinlichkeit während der Schwangerschaft um mehr als das Zehnfache reduziert. Dies ist ein deutlicher Hinweis auf die Intelligenz der Natur, die in dieser wichtigen Zeit alle Ressourcen optimiert.

Grundsätzlich gelten für die Schwangerschaft ganz ähnliche Empfehlungen wie in der Befreiten Ernährung generell, mit einer Ausnahme: Hunger sollte in der Schwangerschaft nicht über längere Zeiträume zugelassen werden, ohne zu essen. Die Hormonzyklen sind während der Schwangerschaft so gestaltet, dass Hunger nicht in dem gleichen Ausmaß wie sonst notwendig ist, um cAMP zu aktivieren. Die Rhythmen von cAMP und cGMP sind in der Schwangerschaft generell sehr gut ausgeprägt. Eine Umstellung auf die Befreite Ernährung kann problemlos während der Schwangerschaft vorgenommen werden. Oftmals hört man die Warnung vor einer Ernährungsumstellung in der Schwangerschaft, weil dies angeblich zu Entgiftungen führen würde, die das Baby toxisch belasten. In der Befreiten Ernährung findet die Entgiftung auf eine sehr sanfte Weise statt, da die rohen gesättigten Fette Toxine molekular binden und sanft ausleiten. Es ist ganz sicher niemals sinnvoll, eine mangelhafte Ernährung weiterzuführen, mit der Begründung, die Entgiftung bei der Umstellung sei gefährlich. Tatsache ist, dass man im Nabelschnurblut von Müttern mit konventioneller Ernährung bis zu 180 verschiedene Giftstoffe gefunden hat, darunter viele Pestizide aus der Landwirtschaft. Hier sind Lebensmittel aus biologischem Anbau ein ganz wichtiger Beitrag zur gesunden Entwicklung des Kindes.

Grüne Smoothies sind eine ideale Nahrung während der Schwangerschaft. Das Chlorophyll ist der primäre molekulare Träger des Lebens auf der Erde und grüne Pflanzen sind in der Zeit, in der sich neues Leben entwickelt, ein perfektes Nahrungsmittel. Grüne Smoothies reduzieren in der Schwangerschaft den Appetit auf Junk Food erheblich. Natürlich gibt es den plötzlichen, sehr intensiv empfundenen Appetit auf etwas Bestimmtes immer noch, aber wenn grüne Smoothies eine Grundlage der Ernährung bilden, werden diese Appetit-Anfälle sich sehr viel eher auf gesunde Lebensmittel richten.

Rohe gesättigte Fette mit einem kleinen Anteil an mehrfach ungesättigten Fettsäuren sind auch in der Schwangerschaft ideal. Mit dieser Fettzufuhr wird die Entwicklung des Gehirns unterstützt und die Möglichkeit einer toxischen Belastung des Babys durch die Nabelschnur wird deutlich reduziert. Die mehrfach ungesättigten Fettsäuren in Form von Hanfsamen, anderen Nüssen und rohen Eiern oder Rohmilchbutter haben den großen Vorteil gegenüber Ölen, dass sie kaum der Gefahr einer Oxidation ausgesetzt sind. Dies ist generell wichtig, aber besonders in der Schwangerschaft, da oxidierte Fettsäuren eine Belastung für das Baby sein können. Angst vor rohen Eiern ist ebenso unbegründet wie in der Ernährung generell. Alle Warnungen vor rohen Eiern in der Schwangerschaft stammen von Ärzten oder Ernährungsberatern, die nie Erfahrungswerte von Frauen gesammelt haben, die während der Schwangerschaft rohe Eier zu sich nahmen. Manche mit der Befreiten Ernährung vertrauten Frauen erleben in der Schwangerschaft Phasen, in denen sie einen besonders ausgeprägten Appetit auf rohe Eier haben, und andere Phasen, in denen sie sich davor ekeln. Solche klaren Anweisungen der eigenen Körperintelligenz sollten immer befolgt werden. Die Körperintelligenz ist während der Schwangerschaft natürlich besonders sensibel und ihr kann bei einer Ernährung, die zelluläre Sättigung bewirkt, komplett vertraut werden.

Happy Brain Sun und Happy Brain Moon optimieren die Versorgung mit Vitalstoffen und Lebensenergie in der Schwangerschaft. Die Wirkungen der Phytosubstanzen der Kräuter und des 5-HTP helfen dem Körper der Frau auch dabei, sich nach der Geburt wieder auf einen normalen Hormon- und Neurotransmitter-Haushalt umzustellen. Die sogenannte Wochenbettdepression oder postnatale Depression wird zu einem erheblichen Teil durch Vitalstoffmangel verursacht und tritt bei Frauen, die die Befreite Ernährung praktizieren, nicht auf.

Nicht empfehlenswert in der Schwangerschaft sind die oft verschriebenen Mittel wie Eisen, Folsäure, Vitamin D etc. Der Körper einer schwangeren Frau reduziert absichtlich das vorhandene freie Eisen im Blut durch eine vermehrte Produktion von Transferrin. Dies ist eine Maßnahme, die das Risiko einer Infektion reduziert, denn freies Eisen kann ein Nährboden für Bakterien sein. Der geringere

ZELLULÄRES VERHUNGERN UND DIE
PSYCHOLOGISCHE BEZIEHUNG ZUM ESSEN

In der kurzen Lebensphase der Zygote gibt es ein Phänomen, das als Kern-Verhungern oder zelluläres Verhungern bezeichnet wird. Die uterine Nährlösung der Mutter kann die Zygote im Prinzip gut ernähren, doch diese besitzt keine Verdauungsorgane oder Transportwege für Nährstoffe. Dadurch werden die äußeren Zellen gut genährt, aber im inneren Zellkern sterben zahlreiche Zellen durch Nahrungsmangel ab, sie verhungern regelrecht. Die erste Erfahrung mit Nahrung im menschlichen Leben geht also auch mit einer Erfahrung von Mangel einher. In gewisser Weise spiegelt diese Phase des zellulären Verhungerns die Situation des fehlernährten Zivilisationsmenschen wieder: Obwohl eigentlich genug Nahrung vorhanden ist, verhungern die Zellen.

Manche Forscher im Bereich der prenatalen Psychologie sind der Meinung, dass unsere psychologische Beziehung zum Essen auch von dieser Phase des zellulären Verhungerns im Stadium der Zygote geprägt ist. Gieriges Essen oder Essverhaltensstörungen können möglicherweise in einem gewissen Ausmaß von diesem ersten Nahrungsmangel mitgeprägt sein. Ich habe in manchen Fällen beobachtet, wie einfach eine Bewusstwerdung über die Tatsache, dass wir alle durch die Phase des zellulären Verhungerns gegangen sind, die Beziehung zum Essen bei Menschen entspannt und von Gier und Frustessen befreit hat. ■

Eisenspiegel in der Schwangerschaft basiert also auf einer intelligenten Regulation des Körpers. Eisengaben sind nur dann sinnvoll, wenn tatsächliche Symptome einer Anämie vorliegen. Ansonsten wird oral verabreichtes Eisen zum großen Teil gar nicht resorbiert und gelangt in den Dickdarm, wo es das Risiko einer Darminfektion erhöht.

Folsäure ist ein in der Schwangerschaft sehr wichtiges B-Vitamin, das durch Hitze zerstört wird. Aufgrund der überwiegend gekochten, vitalstoffarmen Ernährung der allgemeinen Bevölkerung wird oftmals pauschal die Einnahme isolierter Folsäure während der

Schwangerschaft empfohlen. Dies ist in der Befreiten Ernährung völlig unnötig, ebenso wie in jeder Ernährungsweise, die ausreichend rohe Früchte und Gemüse beinhaltet. Synthetische Folsäure, wie sie üblicherweise in Präparaten verabreicht wird, schafft nur Chaos im Körper, wenn eine ausreichende Versorgung über die Ernährung gewährleistet ist.

Kokosnüsse und Tageslicht sind die besten Quellen für Vitamin D. Wenn Kokosmus oder Kokosöl in der Schwangerschaft genossen werden, und regelmäßig etwas Tageslicht auf die Haut kommt (es muss keinesfalls pralle Sonne sein, 15 Minuten Tageslicht bei Bewölkung sind schon sehr gut), ist die Versorgung mit Vitamin D gewährleistet. Die synthetischen Formen dieses Vitamins sind eher eine Belastung für die Leber als eine sinnvolle Nahrungsergänzung.

Stark denaturierte Nahrungsmittel, die Zutaten wie gehärtete Fette, Geschmacksverstärker und künstliche Süßstoffe enthalten, sollten in der Schwangerschaft konsequent gemieden werden. Da solche Zutaten gerne unter unklaren Begriffen deklariert werden, sollte man Fertigprodukte, die nicht über Bio-Qualität verfügen, am besten komplett meiden. Wenn die Befreite Ernährung praktiziert wird, gibt es auch nicht das Gefühl eines Verzichts oder Verlusts, wenn diese Nahrungsmittel konsequent gemieden werden. Eine gelegentliche Ausnahme ist völlig unproblematisch. Während der Schwangerschaft lohnt es sich allerdings, auf solche Ausnahmen zu verzichten. Es sind schon Fotos gemacht worden, auf denen zu sehen ist, wie ein Baby im Mutterleib versucht, die Nabelschnur mit den Händen zu drücken, offenbar, damit nichts Toxisches in den eigenen Körper gelangt. Babys werden es mit guter Gesundheit und mehr Lebensfreude danken, wenn sie im Mutterleib durch und durch gesund ernährt wurden.

In Schwangerschaften, die freudvoll mit Befreiter Ernährung gestaltet werden, tragen meistens auch die Väter ihren Teil zu diesem Aspekt der Schwangerschaft bei. Natürlich gibt es viele wunderbare Möglichkeiten, durch die ein Mann seine schwangere Frau und das Baby verwöhnen und unterstützen kann. Mit kreativen Zubereitungen gesunder Nahrung zu überraschen, ist sicherlich eine besondere Unterstützung, die es der Frau leichter macht, eine konsequent

LÄRM IN DER SCHWANGERSCHAFT

Im Mutterleib besteht eine besondere Sensitivität des heranwachsenden Babys für Geräusche. Durch die piezoelektrischen Effekte der Knochen der Mutter werden manche Geräusche besonders intensiv und laut vom Baby wahrgenommen, andere dagegen werden gefiltert.

Durch Befragungen von Müttern habe ich eine Korrelation zwischen Schizophrenie und Baustellenlärm in der Schwangerschaft festgestellt. In 12 von 14 Fällen, in denen bei jungen Erwachsenen plötzlich eine Schizophrenie ausbrach, lebte die Mutter während der Schwangerschaft direkt neben einer Baustelle mit einem erheblichen Lärmpegel und konnte sich gut an das Geräusch der Kreissägen erinnern, das ihr durch Mark und Bein ging. Dies ist keine wissenschaftliche Beweisführung, aber ein möglicher Zusammenhang. Bei Menschen mit Schizophrenie liegt ja auch eine besondere Empfindlichkeit in Bezug auf manche Geräusche vor. Eine Mutter von einem Kind mit Down-Syndrom hat selbst ähnliche Befragungen bei anderen Müttern durchgeführt und eine hohe Korrelation zwischen dem Down-Syndrom und der Nähe zu einer Baustelle in der Schwangerschaft festgestellt. Die Entwicklung des Gehirns während der Schwangerschaft wird ja auch durch die Stimme der Mutter stimuliert, ist also auf harmonische, liebevolle Geräusche ausgerichtet. Extremer mechanischer Lärm ist in dieser sensitiven Phase des Lebens mit Sicherheit nicht empfehlenswert. ■

natürliche Ernährung in dieser besonderen Zeit zu praktizieren.

Wichtig: Bitte nehmen Sie in der Schwangerschaft keine Ananas oder unreife grüne Papaya zu sich. Beide Früchte sind alte Abtreibungsmittel der Völker des Südpazifiks. Bromelain und Papain, die Enzyme in diesen Früchten, bauen körperfremde Eiweiße ab, was normalerweise sehr wünschenswert und gesund ist. Ein Fötus ist aber eben auch etwas Körperfremdes im Körper der Mutter und diese beiden Früchte können tatsächlich eine Schwangerschaft beenden. Bei Ananas ist der Bromelain-Gehalt auch nach Vollreife so hoch, dass sie in der Schwangerschaft gemieden werden sollte. Grüne Papayas, wie sie z. B. im thailändischen Papaya-Salat verwendet werden, enthalten eine hohe Konzentration von Papain, dass bei der Reife zum großen Teil zu Fruchtzucker abgebaut wird. Um auf der sicheren Seite zu sein, sind aber auch reife Papayas während der Schwangerschaft nicht zu empfehlen. Nach der Geburt können sie diese wunderbaren Früchte wieder genießen.

WIE SINNVOLL SIND ULTRASCHALL-UNTERSUCHUNGEN?

In der modernen Medizin wird eine nahezu lückenlose High-Tech-Begleitung von Schwangerschaften und Geburt angestrebt. Die dabei vermittelte Illusion ist die einer Sicherheit, die es durch den Geräteeinsatz fast nie gibt. Dieser High-Tech-Trend vermittelt den Eindruck, als sei die alte Hebammenkunst oder das eigene Körper- und Seelenerleben einer schwangeren Frau minderwertig und nicht vertrauenswürdig. Alle Untersuchungen in diesem Bereich zeigen auf, dass natürliche Geburten, Hausgeburten und Schwangerschaften ohne Ultraschall-Überwachungen weniger Komplikationen mit sich bringen. Der Geräte-Einsatz ist ein erhebliches Geschäft mit immensen Umsätzen. So führen die Herztonüberwachungen während der Geburt heutzutage zu einer Kaiserschnitt-Rate von mehr als 30 % der Geburten, obwohl auch aus rein schulmedizinischer Sicht weniger als 5 % notwendig sind. Kaiserschnitte sind nach wie vor die risikoreichste Geburtsform, abgesehen von den psychologischen Konsequenzen für Mutter und Kind.

Ultraschall-Untersuchungen während der Schwangerschaft sind ein fragwürdiger Eingriff in die Entwicklung des Kindes. Zwar sind Ultraschallwellen an sich unhörbar, doch durch die piezoelektrischen Effekte der Knochen der Mutter und andere physikalische Komponenten im Körper werden diese Ultraschallwellen für das Baby zu hörbaren Wellen, die 100 Dezibel erreichen. Das entspricht einer einfahrenden U-Bahn im Bahnhof. Das Strampeln des Baby bei der Ultraschallaufnahme ist wohl kaum ein »Hallo-Sagen«, sondern sehr viel wahrscheinlicher eine Angst- und Schmerzreaktion. Außerdem führt Ultraschall nachweislich zu anomalen Bildungen von Clustern in Flüssigkeiten, also auch in Körperflüssigkeiten. Was dies für Auswirkungen hat, ist unbekannt, aber die molekularen Cluster-Strukturen von Wasser spielen in der Natur generell eine wichtige Rolle. Die Aussagen von Ärzten über die Harmlosigkeit des Ultraschalls sind keine verlässliche Informationsquelle. Die gleichen Sonar-Frequenzen, die in Ultraschall-Untersuchungen angewandt werden, kommen auch in U-Booten zum Einsatz und werden als Hauptgrund für das Stranden von Walen angesehen.

Ich kann es gut verstehen, wenn eine schwangere Frau sich für Ultraschall-Untersuchungen entscheidet. In der heutigen Gesellschaft scheint dies selbstverständlich zu sein und es besteht ein entsprechender Erwartungsdruck, solche Untersuchungen durchführen zu lassen. Doch meiner Meinung nach ist es sehr sinnvoll, sich zumindest über den äußerst begrenzten Informationsstand der Schulmedizin hinaus zu informieren. Über die schädlichen Aspekte der Ultraschall-Untersuchungen gibt es heutzutage vielfältige Information, z. B. auf der Website: **www.zentrum-der-gesundheit.de**

DIE STILLZEIT

Das Stillen ist ein Wunder der Natur, dem wir gebührenden Respekt zollen sollten. Während des Stillens setzen neurologische Veränderungen im Gehirn der Mutter ein, die ihr eine besondere Fähigkeit verleihen, das Kind empathisch zu fühlen. So hat die Natur ganz offensichtlich eine Verbindung aus physischer und emotionaler Nahrung vorgesehen. Da dieser Punkt besonders wichtig ist, möchte ich an dieser Stelle eine erfahrene Expertin zu diesem Thema zu Wort kommen lassen. Ruth Dittrich ist Psychotherapeutin, Tanz- und Bewegungstherapeutin und hat eine eigene therapeutische Arbeit für Babys und Kleinkinder begründet, mit der sie seit 25 Jahren erfolgreich Babys, Kinder und Eltern begleitet. Hier sind ihre Ausführungen über die psychologischen Aspekte des Stillens:

Das Stillen und die orale Phase

Stillen, was bedeutet dieses Wort überhaupt, wer hat es ursprünglich benutzt, um den Vorgang der Nahrungsaufnahme des Säuglings zu beschreiben? Vermutlich haben Mütter, Hebammen oder Ammen diesen Begriff in diesem Kontext benutzt, weil sie die Erfahrung machten, dass Säuglinge an der Brust der Mutter zur Ruhe kommen, still werden – gestillt werden durch Nähe und Nahrung.

Nahrungsaufnahme gehört zu unseren primären Erfahrungen im Leben und ist in der Zeit der frühen Lebensmonate stark emotional besetzt. Ein hungriger Säugling, den man lange Zeit schreien lässt, erlebt dies nicht nur als zelluläre Unterversorgung auf der biologischen Ebene, bis hin zur Empfindung körperlichen Schmerzes (verzögerte Nahrungs- bzw. Flüssigkeitsaufnahme erzeugt Störungen im osmotischen Gleichgewicht der Organe und ist gekennzeichnet durch das Schrumpfen der Gewebe als Folge des Flüssigkeitsverlust), sondern auch als fehlende Bedürfnisbefriedigung auf der Gefühlsebene. Diese Erfahrung defizitärer Unterversorgung in Verbindung mit dem Erleben emotionaler Ignoranz sind rudimentäre Frustrationsgefühle im frühesten Alter. Der Unterdruck infolge des Sinkens der Oberflächenspannung der Zellstruktur erzeugt ein Unlustgefühl, welches nur durch die Aufnahme neuer Stoffe über Nahrung zu beseitigen ist. Wir können nicht davon ausgehen, dass sich dieser individuelle Prozess des Zellstoffwechsels bei jedem Baby im gleichen zeitlichen Rhythmus abspielt, sondern individuelle Zeitrhythmen hat. Es ist insofern unsinnig, sämtliche Babys im so gerne empfohlenen Vier-Stunden-Rhythmus zu stillen. Nutzen Sie besser Ihre Beobachtungsgabe, finden Sie heraus, in welchen Abständen Ihr Säugling Anzeichen von Hunger zeigt, und folgen Sie einem individuellen Zeitplan, angepasst an das organismische Streben ihres Babys.

Hunger kreiert ein gewisses Erregungsniveau im Körper, Triebspannung baut sich auf. Ist der Spannungsaufbau (Hunger) durch verzögerte Nahrungsgabe zu hoch und hat einen Grenzwert überschritten, so agiert das Baby über Schreien und Strampeln die übermäßige Unlustspannung aus. Das propriozeptive System des Säuglings ist dann so stark übererregt und aktiviert – was mit einer Trübung der Außenwahrnehmung einhergeht –, dass es dann bei verzögertem Angebot der Brust oder der Flasche diese erst mal gar nicht realisieren kann. Es nimmt einige Zeit in Anspruch, bis die beruhigende Intervention der Mutter dem Kind hilft, das übermäßige Erregungsniveau zu senken, wodurch die Wahrnehmung des Babys wieder klarer wird, bis es dann die sanfte sensorische orale Reizung durch die Brustspitze bemerkt und den Weg zu seinem ursprünglichen Bedürfnis zurückfindet. Der hier beschriebene unnötige und für alle Beteiligten aufwühlende Wirbelsturm kann mit Wachheit, Respekt und Akzeptanz für die natürlichen Gegebenheiten des Lebens liebevoll umschifft werden. Vertrauen Sie dem Leben mehr als irgendwelchen Lehrmeinungen. Die gesunde und adäquate Aktivität und Unruhe im Verhalten des Säuglings, das die Mutter erkennen kann, wenn sie ihr Kind aufmerksam beobachtet, sind suchende Bewegungen mit dem Mund und Drehbewegungen des Kopfes zur Brust. Dadurch setzt das Baby seine Zeichen.

In meiner Arbeit mit Säuglingen erlebe ich diese instinkthaften Regungen, auch wenn das Baby gerade nicht von der Mutter, sondern von einer anderen Person auf dem Arm gehalten wird, die aktuell nicht stillt, das heißt keinen Milchfluss hat. Dies wirft die viel diskutierte Frage auf, ob das Baby sich der Mutterbrust zuwendet, weil es den Geruch der Milch wahrnimmt. Ich vermute, dass der Geruchssinn das Baby vor dem ersten Stillen und während der ersten Stillversuche zur richtigen Körperstelle lenkt, aber nach einiger Zeit eine körperlich-räumliche Konditionierung stattgefunden hat – das Baby kennt den Ort der zu erwartenden Befriedigung und sucht den Platz der Nahrungsquelle.

Die sich aufbauende Triebspannung erlebt das Baby als Bedürfnis sowohl körperlicher als auch emotionaler Natur. Es erwartet, dass das Bedürfnis gestillt wird. Befindet sich die Mutter in einer guten symbiotischen Verbindung mit dem Kind, wird sie dieses Bedürfnis spüren, erkennen. Die Phase dieses triebenergetischen Aufbaus ist wichtig, es ist ein lebenssuchender und lebensbejahender Trieb. Vertrauen Sie als Mutter Ihrem Instinkt und stillen Sie Ihr Baby, wenn Sie wahrnehmen, dass es hungrig ist und trinken möchte. Eine erfolgreiche, gelungene erste Begegnung mit der Mutterbrust sollte nicht unterschätzt werden. Diese ersten Begegnungen mit der Mutterbrust aus einem elementaren Bedürfnis heraus sind eine wichtige Basis für den weiteren Kontaktaufbau zwischen Mutter und Kind.

Ein Säugling unterscheidet anfänglich noch nicht so differenziert zwischen seinem Selbst und der Mutter, der Umwelt. Die Ich-Funktion, zu der die Fähigkeiten des Separierens und Differenzierens gehören, erlaubt es, unterscheiden zu können zwischen dem Ich und dem Du, zwischen Selbst und Fremdobjekt, und ist ein neurologischer, emotionaler und seelischer Entwicklungsprozess, der sich im Laufe der Zeit gestaltet.

Es ist die Aufgabe der Mutter, den Säugling aufmerksam zu beobachten, Bedürfnisse intuitiv zu erfassen und erkennen zu lernen, um diese adäquat befriedigen zu können. Triebimpuls – Erregungsaufbau – Erwartung – Suchen und Finden – Befriedigung und Erregungsabbau sind ein in sich geschlossener Zyklus der Erfüllung, den der Säugling als Ganzheit erfährt. Das Baby erlebt die Befriedigung durch die Mutter als Teil seiner selbst. Ist dies gewährleistet, wird das Baby in einen tiefen, erholsamen Schlafzustand sinken. Hier kann man Gehirnwellenfrequenzen im Alpha-, Theta- und Deltabereich feststellen. Meditativ, still, verbunden mit der Seele im eigenen Körper ruhend, kann sich nun das zuvor Erlebte in Ruhe integrieren und wird so ein Teil der wachsenden kleinen Persönlichkeit.

Wird dieser Zyklus aber durch die Umwelt gestört, rundet er sich nicht ab und das Baby kann nicht ausreichend erleben, was Befriedigung und Erfüllung bedeutet. Fehlt das Genährtwerden zum passenden Zeitpunkt und wiederholt sich dies häufig, wird der Säugling ein mangelndes Vertrauen in das Äußern eigener Körperimpulse entwickeln. Insofern ist die Anpassung der Mutter an den Säugling in seiner Abhängigkeit grundlegend wichtig.

Störungen können sich durch folgende Gegebenheiten ergeben:

- Das Baby wird nach der Geburt von der Mutter getrennt (OP der Mutter oder des Babys; lange Untersuchungen am Baby; starke Narkotisierung und Bewusstseinstrübung der Mutter; Klinikpersonal ist der Meinung, die Mutter brauche Ruhe nach der Geburt und ihr Kind würde stören; die Mutter möchte das Kind nach der Geburt nicht bei sich haben).
- Die Mutter erkennt das Bedürfnis ihres Säuglings nicht oder erhält den Rat, das Kind nach der Uhr zu füttern, anstatt auf ihre instinkthaften Regungen, ihr emotionales Mitgefühl und ihre Wahrnehmungsfähigkeit zu vertrauen.
- Fehlende Informationen von Seiten der Hebamme können verunsichern oder irritieren; Mütter sollten wissen, dass das Baby auch angelegt werden kann, wenn anfangs »nur« Kolostrum fließt.

Wenn die Mutter oder andere Personen aus dem Umfeld des Säuglings der Meinung sind, das Kind solle zu vorgegebenen Zeiten gestillt werden, kann der Säugling auch die Erfahrung machen, gefüttert zu werden, ohne hungrig zu sein. In dem Fall würde er den Kopf wegdrehen und mit der Zunge versuchen, die Brustspitze oder den Sauger wieder aus dem Mund hinauszubefördern. Der Körper ist nicht aufnahmebereit. Wird dem Baby Brust oder Flasche aufgedrängt, ignoriert man seine ureigenen Instinkte, und dies ist ein Misstrauen gegenüber der Weisheit des kindlichen Organismus und stellt für das Baby eine physisch-emotionale Grenzüberschreitung dar. Mit folgendem Vergleich hoffe ich, dass Frauen besser nachvollziehen können, was dies für den Säugling bedeutet: Stellen Sie sich vor, Ihr Partner möchte genital-sexuell in Sie eindringen, wenn Sie noch nicht oder kaum erregt sind, wenn weder Ihr Körper noch Ihr emotionaler Zustand in der Bereitschafts- und Öffnungsphase sind. Es würde Ihnen nicht gefallen, und wenn Sie ein gesundes Selbstwert-gefühl haben, würden Sie es zu diesem Zeitpunkt auch nicht gestatten. Sie würden Ihre Zeit einfordern, bis Sie das physische Eindringen Ihres Partners ersehnen und willkommen heißen. Wenn Ihre Lust, Ihr »Hunger« groß genug und Ihr Herz geöffnet ist, können Sie genießen – Ihr System ist körperlich und emotional vorbereitet. Zuvor würden Sie sich gedrängt fühlen und ginge Ihr Partner nicht auf Ihre Reaktionen ein, würden Sie vermutlich aggressiv werden, um Ihren Raum zu schützen, oder sich zurückziehen. Jede Penetra-tion gegen Ihren Willen würde die Beziehung zu Ihrem Partner verschlechtern.

Ebenfalls störend würde es wirken, wenn Sie in sehnender Öffnung sind und dies häufig ignoriert oder nach dem Willen Ihres Partners verschoben würde – Frustration wäre unvermeidlich.

Libidinöse, lustvolle Strömung ist immer nach außen gerichtet, drängt peri-pher zur Umwelt und sucht Kontakt, während ein nach innen zurückgezogener Energiestrom dem entspricht, was wir als Angst oder Frustration/Depression bezeichnen. Dieses Libidoprinzip bezieht sich auf die orale Phase des Säug-lings ebenso wie auf die genitale Sexualität des Erwachsenen.

Hormonelle Umgestaltungsprozesse post partum

Der Spiegel der Hormone Östrogen, Progesteron, HCG und HLP sinkt nach der Geburt des Kindes und dem »Gebären« der Plazenta schnell ab und dies führt zur Rückbildung der Veränderungen, die in der Schwangerschaft statt-finden. Der Abfall des Östrogenspiegels kann auch ein emotionales Absinken der Mutter provozieren, einige Frauen erfahren hier den Einfluss der Hormone auf ihre Befindlichkeit und erleiden eine Wochenbettdepression. Doch biolo-gisch gesehen macht der Abfall des Östrogenspiegels Sinn, denn dadurch wird im Hypophysen-Vorderlappen Prolaktin gebildet, ein Hormon, das den Milch-fluss aktiviert. Ein weiteres wichtiges Hormon für den Milchfluss ist Oxytozin. Es wird im Hypophysen-Hinterlappen gebildet und wirkt auf den muskulären Teil des Brustdrüsengewebes ein. Oxytozin fördert die Milchbildung während der Schwangerschaft und unterstützt nach der Geburt die Rückbildung der Gebärmutter durch Kontraktionen der Uteruswand. Der leichte Zugschmerz, den Mütter in der anfänglichen Stillphase in der Gebärmutter spüren, wäh-rend das Baby an der Brust saugt, stammt von diesen Kontraktionen, auch Stillwehen genannt.

In den ersten beiden Tagen post partum ernährt sich der Säugling von Kolostrum der Mutter. Wie schon erwähnt, ist dies eine Phase, in der Mütter manchmal verunsichert sind und Angst bekommen, ihr Baby würde nicht ausreichend versorgt. Die ersten beiden Tage sind in vielerlei Hinsicht eine herausfordernde Zeit für alle Beteiligten. Alles ist neu. In Bezug auf das Stillen ist das Vertrauen, dass die Milch einschießen wird, um das Neugeborene zu versorgen, sehr wichtig. In dieser Zeit ist es sehr unterstützend, eine Person um sich zu haben, Hebamme, Mutter, Freundin, Partner, die Mut macht. Praktische Anleitungen zur Brustmassage, um das starke Spannungsgefühl in den Brüsten zu mildern, bevor die Milch endgültig zu fließen beginnt, sind dabei ebenso hilfreich wie Zuspruch und auch die mitfühlende Präsenz einer Frau, die das selbst schon erlebt hat. Ab dem dritten Tag, wenn die Milch leichter fließt und das Baby den süßen Nektar der Mama genießen kann, wird vieles leichter. Die Brüste spannen nicht mehr so stark und viele Frauen sind körperlich als auch emotional erleichtert, da sie erfahren, dass sie ihr Baby nun ausreichend versorgen können. Diese Zeit ist für die Mutter und das Kind sehr erfüllend. Einige Mütter erleben ein geradezu ekstatisches Gefühl als Lebensspenderin durch die Nahrungsgabe, die ihr Körper zur Verfügung stellt. Der innige Körperkontakt stützt das Gefühl der Verbundenheit (emotionales Bonding) und mildert auf beiden Seiten das Gefühl des Verlustes, das mit dem Ende der »Two-in-one«-Zeit während der Schwangerschaft einhergeht, um jetzt in eine neue Form des Miteinander-Seins zu finden.

Stillpositionen

Es ist wichtig, dass der Kopf des Babys gestützt ist, denn die Halsmuskulatur und auch die Muskeln des Rumpfes sind noch nicht fähig, den proportional gesehen großen und schweren Kopf über längere Zeit zu halten. Auch wenn das Baby größer geworden ist, trägt ein entspannter Nacken zu einem unbeschwerten Schlucken und einer leicht laufenden Zungenbewegung beim Saugen bei. Probieren Sie es einmal aus, sitzend oder liegend mit entspanntem Nacken zu schlucken, das geht ganz mühelos. Nun nehmen Sie den Kopf nach hinten, sodass die Halsmuskulatur vorne überstreckt ist – denn das passiert, wenn der schwere Kopf des Babys nicht gestützt wird –, und probieren Sie, einige Male zu schlucken ... mühsam, nicht wahr? Sie können als Mutter beim Stillen gemütlich sitzen oder beim nächtlichen Stillen zur Seite gekehrt Ihr Kind anlegen, wichtig ist, dass Mutter und Kind in eine entspannte Position finden und der Kopf des Säuglings nicht nach hinten wegfällt, mit Mühe gehalten oder stark zur Seite gedreht werden muss. Mit einem entspannten Nacken ist die Zungenbeweglichkeit des Babys optimal gewährleistet. Dies erleichtert nicht nur den Stillvorgang, sondern sorgt auch dafür, dass im Gehirn Dendritenbäume ausgebildet werden, denn die Zungenbewegung regt das Nervenwachstum an.

Achten Sie ebenfalls darauf, dass Ihr Säugling im Bereich zwischen Ober-
lippe und Nase Hautkontakt zu Ihrer Brust hat, hier sind taktile Wahrneh-
mungszonen, die neben Mund, Mundhöhle, Lippen und Zunge sehr emp-
findsam für Berührung und Temperatur sind. Die Rezeptoren in und um den
Mund herum werden bereits im Uterus sensibilisiert. Berührungen, die das
Ungeborene mit den eigenen Händen im Mundbereich ausführt, bereiten bereits im Utrus den primären Reflex vor, der sich unmittelbar nach der Geburt
zeigt, wenn die Brustspitze der Mutter um den Mund des Babys streicht. Der
gesamte Bereich des Mundes und um den Mund herum ist in dieser Zeit der
oralen Phase stark libidinös. Auch dies hat die Natur wunderbar eingerich-
tet. Läuft alles gut, kann Ihr Baby mit einem Lustgewinn aus dieser Phase
herauswachsen.

Das kraftvoller werdende Saugen des Babys an der Brust aktiviert immer
wieder die Ausschüttung von Prolaktin und Oxytozin, was die Milchbildung
erneut fördert. Ein perfekter, in sich geschlossener Kreislauf. Aber auch für
Sie als Mutter ist die Bewegung mit der Zunge im Mundraum und die dadurch
entstehende Berührung und Bewegung innerhalb der Mundhöhle wichtig. Die
Mundhöhle korreliert mit dem Becken, dem Beckenboden und dem Beckenin-
nenraum. Die meisten guten Gymnastikübungen für Becken und Beckenboden
arbeiten auch mit der Mundhöhle, der Zungenbewegung und mit dem Reso-
nanzprinzip des Tönens durch Vibrationseffekt. Es ist sinnvoll, einmal unter
Anleitung an einem solchen Kurs teilzunehmen. Unterdessen singen Sie häufig und auch laut und kraftvoll, spielen Sie mit Tönen und küssen Sie viel!!

Verwirrung über die Sättigung des Babys

Beachtenswert für stillende Mütter ist auch der Moment der Sättigung des
Babys. Manchmal ist dieser klar zu erkennen, wenn das Baby in den Saugbewegungen schwächer und langsamer wird und ein Ermüdungszustand sichtbar und spürbar wird. Ab und zu ist es aber so, dass das Baby zwar spürbar
schwerer geworden ist, weil sich die Muskeln während des Stillvorgangs entspannen, es auch den Kopf von der Brust wegdreht, dann aber wieder nach
der Brustspitze sucht und einige Saugbewegungen probiert, bevor es sich
wieder abwendet. Dieses Verhalten kann sich einige Male wiederholen und
trägt zur Verunsicherung der Mutter bei, die dem Baby natürlich behilflich
sein will, indem sie weiter die Brust gibt. Das Baby befördert die Brustspitze
wieder aus dem Mund und bleibt munter dabei, saug- und kauähnliche Bewegungen zu machen. Nach einer Weile werden beide nervös, beim Säugling
macht sich motorische Unruhe breit und nicht selten beginnt er zu weinen
und die Mutter ist genervt.

Bei einem Verhalten dieser Art ist das Baby meist physiologisch gesättigt, das heißt, es mag keine Milch mehr, ist aber entweder noch durstig nach Wasser oder möchte einfach nur saugen, ohne dass Nahrung in den Körper gelangt. Ist diese körperliche Sättigung erreicht, der orale Zyklus des Saugbedürfnisses aber noch nicht abgeschlossen, bleibt ein Rest an Unruhe im kindlichen System. Saugende Bewegungen helfen dem Baby, Restspannungen zu entladen, es mag sein, dass es nach dem Stillen noch eine Weile den Schnuller braucht. Während des Nuckelns gleitet das Baby dann sanft in die Traumlandschaften. Versuchen Sie, diesen Unterschied zwischen Saug- und Nahrungsbedürfnis zu erkennen. Ihr Baby möchte Sie mit einem solchen Verhalten nicht ärgern, wie einige Mütter es manchmal interpretieren. Eine derartige Absicht ist dem Säugling noch fremd. Sehen Sie es einfach so, dass Ihr Baby einer Ihrer größten Lehrmeister im Leben sein wird, der Ihre Beobachtungsgabe, Ihr Mitgefühl, Ihr Verständnis, Ihre Geduld und wache Aufmerksamkeit schult.

Abstillen

Die mütterliche Brust und die Mutter als Person sind in der Wahrnehmung des Säuglings zu Beginn verschmolzen. Die Mutterbrust ist die Quelle der Nahrung und des Überlebens. Wenn die beiden gut harmonieren, ist sie eine Quelle der Lust und Befriedigung, andernfalls eine Quelle der Frustration und Hungerangst. Einen Säugling lange warten lassen, wenn er hungrig ist, weil die Mutter oder Hebamme/Krankenschwester die Stillzeiten bestimmen, oder wenn der Stillvorgang abgebrochen wird, bevor der Säugling ausreichend gesättigt ist, hinterlässt im Kind Spuren von Enttäuschung bis hin zur Frustration oder manchmal auch Wut.

Positiv wäre es, wenn das Kind durch die Stillvorgänge einen Reifungsprozess erlebt, der sich so natürlich wie möglich entfalten kann. Hunger – Erregungsaufbau – Sättigung – Befriedigung – Erregungsabbau – Entspannung bilden idealerweise einen vollständigen Zyklus

Negativ auswirken würde es sich, wenn das Baby über seine organischen Grenzen hinweg fremdbestimmt wird. Hunger – Erregungsaufbau – Warten – Unruhe – Frustration – steigende Spannung, weil der Hungertrieb nicht befriedigt wird – Unwohlsein oder körperlicher Schmerz – Angst und Panik.

Geschieht Letzteres, so kann das Baby kein Vertrauen in eine der ursprünglichsten Funktionen des Lebens gewinnen, dieses frustrierende Erleben macht es dem Säugling unmöglich, den eigenen Triebkräften zu vertrauen, da diese nicht erkannt, sondern ignoriert wurden. Es ist eine Unterbindung der Möglichkeit für den Säugling, dem organischen Empfinden zu folgen, und er erlebt ungewollt Grenzüberschreitung durch Unterlassung. Ist die Erfahrung des Stillens nicht befriedigend für das Baby verlaufen, erlebt es das Abstillen als großen Verlust.

Ein gut und den eigenen Bedürfnissen entsprechend genährter Säugling wird das Abstillen auch als einen Teilverlust erleben. Er hat sich aber im inneren Wesen durch die positiven Erfahrungen seelisch und emotional so entwickelt, dass er diesen Verlust hinnehmen und verarbeiten kann, da er zum Beispiel die Erfahrung gemacht hat, »erkannt zu werden«, und sie Teil seiner selbst geworden ist. Ein daraus resultierendes Vertrauen bleibt, auch wenn die vertraute Brust der Mutter nun nicht mehr Quelle der süßen Nahrung ist.

Ein Kind, das diese positiven Erfahrungen nicht machen konnte, weil zu viel Entbehrung, Frustration und Schmerz Spuren hinterließen und Sättigung und Befriedigung eines elementaren Lebenstriebes nicht ausreichend gewährleistet waren, erlebt das Abstillen als großen Verlust. Durch solch frühe Erfahrungen können in einem Menschen Prägungen wie zum Beispiel »Ich bekomme nie genug«, »Erregung ist meistens mit Frust gekoppelt«, »Ich kann meinem Körpergefühl und meinen Körpergrenzen nicht vertrauen«, »Meine Grenzen werden nicht respektiert« entstehen.

Interessante Entwicklungsschritte zeigen sich in Bezug auf den Zeitpunkt des Abstillens. War das Baby lange Zeit abhängig davon, dass es von der Mutter oder anderen Bezugspersonen getragen und gehalten wurde, so hat es sich in der Regel bis zum zehnten Lebensmonat einige Unabhängigkeit geschaffen. Es kann sich von A nach B bewegen, zuerst robbend, dann krabbelnd, stehend und an Möbeln entlang hangelnd und vielleicht auch mit den ersten Trippelschritten. Auch die Auge-Hand-Koordination ist aktiv und es können Gegenstände gegriffen und abgelegt und vor allem zum Mund geführt werden. Die Entscheidung, sich von der Mama weg und wieder zu ihr hin bewegen zu können, ganz nach Belieben, ist ein großes Stück Freiheit.

Babys, die ein glückliches und gesundes erstes Jahr erleben durften, zeigen in der Regel gesunde »Trennungs-Tendenzen«. Die Welt ist groß und will weiter erforscht werden, Mama oder Papa sind jederzeit sicher erreichbar. Wenn die primäre Bezugsperson in diesem ersten Jahr für das Baby jederzeit bei Bedarf erreichbar war und es nicht verfrüht an einem fremden Ort wie einer Kinderkrippe untergebracht war, so wird das Kind nun natürlicherweise Interesse an der Umwelt, an Neuem und Fremdem und auch an anderer Nahrung zeigen. Der Übergang vom Stillen zu anderer Nahrung sollte sanft sein, mit einer langsamen prozentualen Verlagerung vom Gewohnten zum Neuen, sodass Mutter und Kind sich an die neue Unabhängigkeit gewöhnen können. ∎

Befreite Ernährung in der Stillzeit

Die körperliche Beanspruchung des Stillens kann durch die Befreite Ernährung sehr gut aufgefangen werden. Die Erschöpfung der Frau in der Stillzeit oder auch nach dem Abstillen wird maßgeblich reduziert, wenn sie die Befreite Ernährung praktiziert. Ich habe diesbezüglich immer wieder Rückmeldungen von Frauen bekommen, die bei ihrem zweiten oder dritten Kind die Befreite Ernährung kannten und umsetzten und völlig erstaunt darüber waren, wie viel mehr Energie und Stabilität sie während des Stillens und nach dem Abstillen hatten. Grüne Smoothies, rohe Fette und Happy Brain bilden ein exzellentes Fundament für die Versorgung der stillenden Frau und die Bildung gesunder Muttermilch. Happy Brain Sun stärkt die strapazierten Nieren der stillenden Mutter und die darin enthaltenen Zutaten Cordyceps und Kardamon unterstützen die Milchbildung. Happy Brain Moon kann in dieser Zeit mit den vielen Schlafunterbrechungen besonders wertvoll sein, damit die kurzen Schlafphasen für eine gute Regeneration genutzt werden können.

Happy Brain Sun enthält einige der seltenen Glykonährstoffe, wie Mannose, Galaktose und Arabinogalaktane, die in der Muttermilch enthalten sind. Die Produktion dieser essentiellen Glykonährstoffe ist im eigenen Stoffwechsel möglich, aber enzymatisch aufwendig. Zumindest einige dieser Glykonährstoffe kann die stillende Mutter durch Happy Brain Sun direkt aufnehmen, was eine höhere Konzentration in der Muttermilch erleichtert und ihren Körper entlastet. Cordyceps Sinensis und Kurkuma sind zwei der wenigen wirklich guten Quellen für Glykonährstoffe und Zutaten in Happy Brain Sun. Die Glykonährstoffe sind ein wesentlicher Grund dafür, dass Muttermilch so wichtig für die Entwicklung des kindlichen Gehirns und Immunsystems ist.

Im Gegensatz zur normalen Anwendung der Befreiten Ernährung sollten während des Stillens Hungerphasen nicht bewusst ausgedehnt werden. Ein grüner Smoothie, der morgens zubereitet wird, kann immer in Reichweite sein, wenn der Hunger kommt, ebenso Kokosmus und rohe Hanfsamen als Zwischenmahlzeit. Auch in der Stillzeit sollte nur bei echtem Hunger gegessen werden, die Hungerphase jedoch nicht genussvoll in die Länge gezogen werden.

Neben den grundsätzlichen Empfehlungen der Befreiten Ernährung gibt es ein paar spezielle Nahrungsmittel, die während des Stillens sinnvoll sein können:

- *Roher Fenchel*, als ergänzende Zutat in den grünen Smoothie oder mal roh geknabbert als Vorspeise vor dem Abendessen, unterstützt die Milchbildung.

- *Maca*, eine äußerst mineralstoffreiche Knolle aus Südamerika, die man als Pulver inzwischen in vielen Bioläden erhält. Maca ist ein wertvolles Lebensmittel in Zeiten besonderer körperlicher Beanspruchung.

- *Goji-Beeren*, die sehr gut die Regeneration körperlicher Energie bei Erschöpfung fördern. Sie können eingeweicht sowohl in grünen Smoothies als auch in Lubrikatoren verspeist werden.

Wenn Nahrung nicht die Antwort ist: Traumaweinen des Babys

Ein weinendes Baby weckt die ureigenen Instinkte jeder Mutter zu beschützen und zu versorgen. Es gibt eine Art von Weinen, durch die ein Baby aktuelle Bedürfnisse ausdrückt, z. B. nach Nahrung, Wärme und Kontakt. Doch viele Eltern stehen ratlos vor der anderen Art des Weinens, die sich ganz offensichtlich nicht auf ein momentanes Bedürfnis oder Unwohlsein bezieht. Diese Art des Weinens geht weiter, wenn alle Möglichkeiten dessen, was das Baby jetzt brauchen könnte, abgedeckt sind. Leider gehen sehr viele Ratschläge für Eltern immer noch in die Richtung, das Baby so schnell wie möglich zu beruhigen und Strategien zu finden, dieses Weinen zu beenden. Wenn die körperlichen Bedürfnisse erfüllt sind und das Baby Kontakt hat, ist es jedoch aus der Sicht des Babys traumatisierend, wenn sein Weinen von außen unterbunden wird. Da die Sprache der Worte noch nicht zu Verfügung steht, kann ein Baby seine Gefühle nur direkt über den

Körper ausdrücken, durch Gesten, Haltungen, Gesichtsausdruck und eben die Stimme. Einer der Begründer der prenatalen Psychologie, Dr. William Emerson, schuf den Begriff »Traumaweinen«, um damit ein Weinen des Babys zu bezeichnen, durch das ein traumatisches Erlebnis ausgedrückt wird. Babys bringen bereits ein reichhaltiges emotionales Erleben aus ihrer Zeit im Mutterleib und während der Geburt mit und einiges davon ist von solcher Intensität, dass es Zeit braucht, um verarbeitet zu werden. Durch Traumaweinen signalisiert das Baby, dass es ein Erlebnis mitteilen will. Wie bei Menschen in späteren Lebensphasen ist das Bedürfnis, sich mitzuteilen und dabei gehört/gefühlt zu werden, wesentlich für die innere Verarbeitung. Dieses Weinen zu unterbrechen, indem z. B. Nahrung angeboten wird, geht gegen die wirklichen Bedürfnisse des Babys, denn das Baby will gar nicht sofort aufhören zu weinen. Es will sich über das Weinen ausdrücken, bis etwas innerlich verarbeitet ist, sodass das Weinen nicht mehr als Ausdruck gebraucht wird. *Es geht keinesfalls darum, ein Baby zu ignorieren und in einem anderen Zimmer einfach schreien zu lassen, wie es leider manchmal empfohlen wird.* Empathischer Kontakt ist sehr wichtig, damit Traumaweinen auch zu einer Verarbeitung oder Heilung führt. Der Kontakt sollte für das Baby deutlich fühlbar sein, nur sollte er eben nicht zielgerichtet darauf aus sein, das Weinen durch Ablenkung zu unterbinden. Dieses Traumaweinen zu unterbrechen ist eben nicht das Bedürfnis des Babys, es will in diesem Moment weinen und nicht Nahrung oder andere Ablenkungen bekommen.

Stellen Sie sich vor, Sie gehen zu einem vertrauten Menschen, um über ein schmerzhaftes Erlebnis aus Ihrem Leben zu sprechen und diese Person steckt Ihnen, während Sie reden, eine Kartoffel in den Mund. So in etwa mag sich ein Baby fühlen, dem die Brust oder die Flasche gegeben wird, wenn es durch Traumweinen versucht, etwas auszudrücken. Wenn dem Baby Nahrung zu einem Zeitpunkt gegeben wird, zu dem es ein völlig anderes Bedürfnis hat, kann es eine Beziehung zum Thema Essen entwickeln, das Essen zum Ersatz für den authentischen Ausdruck von Gefühlen macht. Fast jeder Mensch hat schon mal das eigene emotionale Erleben über Essen reguliert und damit schmerzhafte Gefühle oder Frust verdrängt. Redewendungen wie »etwas in sich hineinfressen« entstehen ja nicht zufällig. Hier können Mütter ihren Babys eine wunderbare Möglichkeit geben, diese Verirrung der menschlichen Psyche in Bezug auf das Essen zu vermeiden. Wenn Babys Nahrung bekommen, wenn sie Nahrung brauchen, und empathische Präsenz, wenn sie durch ihr Weinen etwas ausdrücken müssen, kann viel Heilung geschehen und Essen wird im Leben dieses kleinen Menschen wahrscheinlich nie eine Ersatzdroge werden.

Warum haben Babys überhaupt ein Trauma, das sie durch Weinen ausdrücken müssen? Nachdem sich schon viele Erkenntnisse der Psychologie über die tieferen Erlebniswelten des Menschen durchgesetzt haben und größere allgemeine Akzeptanz finden, ist es an der Zeit, dass wir uns von dem naiven Bild des sorglosen Babylebens verabschieden. Ein Baby hat ein reichhaltiges inneres Erleben, mit Höhen und Tiefen. Es hat auch einige der größten Herausforderungen und schmerzhaftesten Erfahrungen, die es im menschlichen Leben überhaupt gibt, bereits hinter sich. Es ist an dieser Stelle sicher nicht möglich, auf alles einzugehen, was im Leben eines Babys möglicherweise als traumatische Erinnerung existiert. Wenn wir uns aber einmal die vier Phasen der Geburt, wie sie von Dr. Emerson definiert wurden, aus der Sicht des Babys anschauen, können wir einen Eindruck davon bekommen, was ein Baby manchmal durch Weinen ausdrücken und verarbeiten möchte. Meiner Erfahrung nach sind diese vier Phasen der Geburt nach Dr. Emerson ein sehr gutes und realitätsbezogenes Modell, das uns tiefere Einblicke in die menschliche Psyche geben kann.

DIE ERSTE PHASE

Mit der ersten Phase der Geburt ist die Zeit gemeint, in der das Oxytocin zu fließen beginnt und die Vorwehen einsetzen. Das Wehen auslösende Oxytocin wird wahrscheinlich zunächst im Körper des Babys gebildet. Verständlicherweise sind die Möglichkeiten, dies genau zu erforschen, sehr begrenzt. Es ist aber eine interessante Möglichkeit, dass die Wehen durch einen biochemischen Impuls beginnen, der aus dem Körper des Babys stammt. Wenn das Baby soweit ist, beginnt die Geburt, so könnte dies gedeutet werden. In jedem Fall ist es sehr wichtig, dem Geburtsprozess seinen natürlichen zeitlichen Ablauf zu lassen. Wird von außen mit künstlichem Oxytocin die Geburt eingeleitet, ist dies ein erheblicher Übergriff in die natürlichen Rhythmen des Babys und der Mutter. Psychotherapeutische Regressionsarbeit, die es Menschen ermöglicht, diese Phasen ihrer eigenen Geburt bewusst zu erleben, zeigt immer wieder auf, dass ein künstliches Einleiten der Wehen für die Psyche des Babys einen Übergriff darstellt, der zu Misstrauen und Angstmustern im späteren Leben führen kann. Je natürlicher eine Geburt verläuft, umso besser kann die Psyche des Babys diese dramatische Reise in die äußere Welt verarbeiten. Unnatürliche Eingriffe sollten auf das Minimum reduziert werden, das wirklich aus medizinscher Sicht notwendig erscheint, was in Bezug auf ein Einleiten der Geburt praktisch nie der Fall ist. Wichtig ist eine entspannte und freundliche Umgebung für die Mutter. Der Wehenschmerz führt bei der Mutter zur Ausschüttung von Katecholaminen, die zu den Stresshormonen gehören. Erfolgt diese Ausschüttung pulsierend, im Rhythmus der Wehen, so werden gleichzeitig auch weiteres Oxytocin und Endorphine ausgeschüttet. Diese beiden Substanzen stimulieren den weiteren Geburtsprozess und vermindern die Schmerzen der Mutter auf natürliche Weise. Wenn aber Katecholamine konstant ausgeschüttet werden, z. B. weil die Mutter friert oder unfreundliches oder hektisches Personal im Krankenhaus mit ihr zu tun hat, werden sowohl Oxytocin wie auch Endorphine blockiert. Dies erhöht ihre Schmerzen und verhindert die Öffnung des Muttermundes. Ein geschlossener Muttermund bei starken Wehen ist sowohl für die Mutter wie auch für das Baby erheblicher Stress. Auf den Kopf des Babys können bei einer Wehe 11 kg Druck pro Quadratzentimeter des kleinen Schädels wirken. Stellen Sie sich das Gewicht von elf Litern Wasser auf einem Quadratzentimeter vor und bedenken Sie, wie weich und empfindlich der Kopf eines Babys ist, und Sie bekommen einen Eindruck von den Schmerzen, die hier erfahren werden.

Diese physiologischen Abläufe machen deutlich, wie verfehlt die moderne Geburtsmedizin in vielerlei Hinsicht ist. Geburten werden durch ein Arsenal an High-Tech-Geräten überwacht und mit künstlichen Eingriffen manipuliert, aber wie besonders wichtig eine entspannende Atmosphäre und die freundliche Behandlung der Mutter sind, wird oft komplett ignoriert. Allein diese Gesichtspunkte in Bezug auf die erste Geburtsphase sind ein starkes Argument für Hausgeburten, in denen die Mutter ihre vertraute Umgebung hat und beide Eltern ein Umfeld für die Geburt vorbereiten und mit Liebe gestalten können. Eltern sollten sich niemals wie Untergebene des Krankenhausbetriebs fühlen müssen und, wenn es eine Geburt im Krankenhaus geben soll, möglichst schon im Vorfeld sicherstellen, dass das Personal und das Umfeld dort angenehm sind.

Auch unter den besten Bedingungen einer natürlichen Geburt ohne künstliche Einleitung der Wehen ist die erste Phase für das Baby körperlich sehr intensiv und unter Umständen auch schmerzhaft. Der Druck gegen den noch geschlossenen Muttermund aktiviert enorme Kräfte im Baby und dies mag wichtig für die Entwicklung innerer Stärke im Leben sein. Wenn der Muttermund lange geschlossen ist, kann es aber auch zu Resignation führen oder zu einer großen Sturheit, als müsse man »mit dem Kopf durch die Wand«. In jedem Fall ist der Übergang aus der einzigen Welt, die das Baby bislang kannte, in eine völlig unbekannte neue Welt kein leichter. Neun Monate lang hat das im Fruchtwasser praktisch schwerelos schwebende Baby keinen körperlichen Schmerz durch physischen Druck gekannt und nun wirken immense Kräfte auf den empfindlichen Kopf. Wenn ein Baby weint und es dabei Druck in der Stimme und Körpersprache zeigt, kann es möglicherweise ein Ausdruck dieses Erlebens in der ersten Phase der Geburt sein.

DIE ZWEITE PHASE: DREHUNG DES KOPFES

Im Mutterleib befinden wir uns in einer Position, die in allen Kulturen auf der Welt als freundliche Geste aufgefasst wird: mit dem Kopf zum Herzen geneigt. Am Anfang der körperlichen Entwicklung im frühen Stadium der Schwangerschaft befindet sich das Herz außerhalb des Körpers und die Stirn scheint es fast zu berühren. In fast allen Sprachen gibt es auch einen Ausdruck für »hochnäsig«, was zeigt, dass wir es mit Arroganz oder Herzlosigkeit assoziieren, wenn wir uns mit unserem Kopf vom Herzen entfernen.

Nun sind wir Menschen das einzige Säugetier, das bei der Geburt den Kopf drehen muss, um durch den Geburtskanal zu kommen. Diese Bewegung des Kopfes weg vom Herzen mag als solche psychologische Konsequenzen haben, da wir ja offensichtlich in unserer Sprache und unseren Körpergesten der Neigung des Kopfes zum Herzen eine positive Bedeutung beimessen. Im Tierreich ist der Kopf eines Tierbabys so groß wie der Durchmesser des Geburtskanals. Bei uns Menschen hat der Kopf durchschnittlich einen 2,5 cm größeren Durchmesser als der Geburtskanal, wodurch es notwendig wird, dass wir den Kopf in einer schraubartigen Bewegung durch den geöffneten Muttermund und die anschließende Passage drehen. Dabei müssen wir die erste Entscheidung fällen, die wir mit unserem Körper ausführen: In welche Richtung soll ich mich drehen? Beide Möglichkeiten sind mit Schmerz verbunden. Auch wenn wir es ja offensichtlich geschafft haben und damit auch eine positive Prägung durch die Meisterung einer großen Aufgabe zurückbleiben kann, so ist die zweite Phase der Geburt auch mit erheblichem Schmerz verbunden. In dieser Phase verformt sich der Kopf des Babys, wenn er zwischen den Beckenknochen seinen Weg sucht. Es kommt oft vor, dass die Nase des Babys in dieser Phase gebrochen wird, was aber niemand nach der Geburt bemerkt. Wenn Menschen später im Leben immer wieder große Schwierigkeiten haben, Entscheidungen zu fällen, ist es möglich, dass eine Ursache in einer besonders schmerzhaften zweiten Geburtsphase liegt. Wenn die erste Entscheidung unseres Lebens die Wahl zwischen zwei schmerzhaften Möglichkeiten war, mag dies eine unbewusste Angst bilden und man ist bemüht, auf keinen Fall die falsche Entscheidung zu treffen. Ein Baby mag noch viele Monate nach der Geburt schmerzhafte Erinnerungen an diese Phase in sich tragen und sie durch hartnäckiges Weinen ausdrücken. Hat das Baby dazu die Erlaubnis und mitfühlenden Kontakt, kann möglicherweise das Trauma dieser Geburtsphase zu einem großen Teil verarbeitet werden und es kommt zu einer positiven Prägung durch die erfolgreich bewältigte Herausforderung.

DIE DRITTE PHASE: ERSCHÖPFUNG

In der dritten Phase befindet sich das Baby, nachdem es mit dem Kopf zwar die engsten Bereiche des Geburtskanals passiert hat, aber sich immer noch in ihm befindet. Diese Phase ist eine der großen körperlichen Erschöpfung. Zum Vergleich: Erwachsene Menschen fallen in Ohnmacht, wenn ihr Blut eine Sauerstoffsättigung von weniger als 63 % aufweist. Babys werden oftmals mit einer Sauerstoffsättigung von 30 % geboren. Die Enge des Geburtskanals quetscht die Nabelschnur, die nach wie vor die einzige Versorgung des Babys darstellt, und die große körperliche Anstrengung fordert ihren Tribut. Manchmal steckt auch eine Schulter oder ein Arm fest und es kann das Gefühl beim Baby entstehen, dass es nach all der Mühe immer noch nicht da ist. Im späteren Leben kann eine intensiv erlebte dritte Geburtsphase dazu führen, dass man Projekte mit großem Enthusiasmus beginnt und einem irgendwann aus unerklärlichen Gründen die Energie ausgeht, es zu Ende zu bringen. Für das Baby mag es nach der Geburt notwendig sein, ab und zu durch Weinen diese Erschöpfung zu verarbeiten.

DIE VIERTE PHASE: CHANCE AUF HEILUNG ODER WEITERES TRAUMA

Von der vierten Phase der Geburt spricht man, sobald der Kopf geboren ist. Die ersten 48 Stunden nach der Geburt gehören in Dr. Emersons Einteilung ebenfalls in die vierte Phase. In dieser Zeit unmittelbar nach der Geburt besteht eine große Chance auf Verarbeitung der vorangegangenen traumatischen Erfahrungen. Hier liegt einer der wesentlichen Vorteile natürlicher Geburten, bei denen der menschliche und seelische Aspekt der Geburt nicht einer rein medizinischen Abwicklung zum Opfer fällt. Nach der Geburt besteht eine besondere Sensibilität von Mutter und Baby für gegenseitigen Kontakt. In diesem Zeitfenster der ersten 20 Minuten können in einem liebevollen Körperkontakt mit der Mutter die natürlichen Rhythmen der Erregung und Entspannung im Nervensystem des Babys ausgebildet werden. Dies sind die durch cAMP und cGMP regulierten Energierhythmen, die beim modernen Menschen meistens gestört sind und deren Beachtung eine wichtige Rolle in der Befreiten Ernährung spielt. Wird in dieser Zeit auch die Nabelschnur noch am Baby gelassen, kann es Stresshormone und durch Stress erzeugte Toxine aus der Geburt durch die Nabelschnur abgeben. Der Übergang zur eigenen Versorgung mit Sauerstoff durch das Atmen ist auch ein sanfterer, wenn noch etwas Sauerstoff durch die Nabelschnur kommt. Babys schreien nach der Geburt nur dann bei ihrem ersten Atemzug, wenn die Nabelschnur zu früh durchtrennt wird. Solange sie noch pulsiert, sollte sie nicht durchtrennt werden. Babys sind übrigens keinesfalls natürlicherweise blind nach der Geburt, wie oft behauptet wird. Die zeitweilige Blindheit bei einer Krankenhausgeburt wird verursacht durch die für das Baby sehr schmerzhafte Gabe von Silbernitrat in die Augen. Diese soll Erblindung des Babys durch eine Infektion verhindern. Da bei Hausgeburten dieser Eingriff nicht durchgeführt wird und bei diesen Babys Erblindung durch Infektion nicht vorkommt, ist diese Maßnahme aus dem 19. Jahrhundert völlig veraltet und unsinnig. Der Augenkontakt zwischen Baby und Mutter in den ersten 20 Minuten nach der Geburt ist für die Ausbildung gesunder Energierhythmen im Nervensystem des Babys von großer Bedeutung. Das Baby erlebt nun eine völlig neue Welt, es hat die einzige Umgebung verlassen, die es bisher kannte, und eine sehr schmerzhafte und anstrengende körperliche Reise hinter sich. Die vertraute Mutter ist ein Anker für das Baby zur Verarbeitung all dieser ansonsten überwältigenden Reize und Belastungen.

Doch was geschieht in einer typischen Geburt im Krankenhaus? Das Baby wird wie ein Gegenstand vermessen. Stellen Sie sich vor, jemand sagt zu Ihnen: »Ich bin die Frau Meier, 169 cm gross, 62 Kilo schwer.« Was wissen Sie dann über diese Person, ihre Seele, ihre Erfahrungen im Leben? Doch dies sind die ersten Daten, die von einem Baby ermittelt werden, als ob kalte Zahlen und Fakten in dieser sensiblen Phase wichtiger wären als ein Kontakt mit der Mutter. Das Baby wird auf kaltes Metall gelegt, mit Latexhandschuhen angefasst und z.T. körperlich schmerzhaften Prozeduren unterzogen, die allesamt komplett überflüssig sind. Dabei ist es viel intensiverem Licht und intensiveren Geräuschen ausgesetzt als im Mutterleib. Die vierte Phase der Geburt in einem modernen Krankenhaus ist eine Form von Folter. Manche Forscher der prenatalen Psychologie wie z. B. Karlton Terry sind der Meinung, dass die enorme Verbreitung sadomasochistischer Sexualpraktiken in der modernen Welt hier zumindest eine Ursache hat. In der sensibelsten Zeit, die es im menschlichen Leben geben kann, wird mit kalten Geräten Schmerz verursacht. Später suchen Menschen dann in sexueller Nähe Schmerz durch Folterwerkzeuge. Es ist durchaus denkbar, dass es sich hier um eine prägende Erfahrung handelt, was Intimität und Nähe betrifft.

Über die Erfahrung der Geburt aus Sicht des Babys gibt es natürlich noch viel mehr zu sagen. Diese kurze Zusammenfassung der vier Phasen soll an dieser Stelle einfach einen kleinen Einblick gewähren, warum ein Baby Erinnerungen haben kann, die es durch Weinen ausdrücken will. Nahrung als Beruhigungsmethode entspricht in dieser Situation nicht dem Bedürfnis des Babys und kann ein Muster erzeugen, aus dem heraus Nahrung immer wieder als Ersatz für die Erfüllung anderer Bedürfnisse gesucht wird. Neben den sehr wichtigen Informationen über die richtige Qualität der Nahrung für ein Baby ist dieser Aspekt des empathischen Erfassens der echten Bedürfnisse ebenso wichtig.

Die Ernährung nach dem Stillen

Für den Übergang vom Stillen zur normalen Ernährung sind zwei Zubereitungen empfehlenswert:
- Grüne Smoothies mit milden Blattsalaten und Kräutern. Auf die sehr intensiven Blattvarianten wie Grünkohl sollte vorerst verzichtet werden. Chlorophyll als Grundlage des biologischen Lebens sollte das Baby von Anfang an bekommen, wenn zum Stil-

len hinzugefüttert wird. Die gekochten Gemüsezubereitungen, die üblicherweise empfohlen werden, haben nur einen Bruchteil der Vitalstoffe grüner Smoothies. Mit den grünen Smoothies hat das Baby neben oder nach der Muttermilch die bestmögliche Versorgung mit Mineralstoffen, immunfördernden Phytosubstanzen und bioelektrischer Lebensenergie. Optimiert werden die grünen Smoothies durch die Zugabe einer kleinen Dosis Happy Brain Sun, etwa ¼ Teelöffel auf 200 bis 250 ml. Schon diese geringe Menge Happy Brain gibt dem Organismus des Babys eine sehr sinnvolle Extra-Ration an Mineralstoffen und Phytosubstanzen, die eine gesunde Organentwicklung fördern. Die Zahn- und Knochenentwicklung wird durch die Mineralstoffe in Happy Brain Sun unterstützt. Die Phytosubstanzen aus Cordyceps, Kurkuma und Kardamon sind zusätzlich zu den Vitalstoffen der grünen Smoothies die beste Vorbeugung gegen die vielfältigen Entzündungskrankheiten (Neurodermitis, Mittelohrentzündungen etc.) an denen Babys und Kleinkinder heutzutage so oft leiden. Happy Brain Moon ist im Allgemeinen in den ersten zwei Lebensjahren nicht notwendig.

- Eine Variante des Lubrikators aus rohen geschälten Hanfsamen, Kokosmus/Kokosöl oder Rohmilchbutter und süßen Früchten. Die Mengenverhältnisse der Zutaten sollten nach Geschmack und der Reaktion des eigenen Babys abgestimmt werden. Falls keine Rohmilchbutter erhältlich ist, empfiehlt es sich, dieser Lubrikator-Variante etwas kalt gewonnenes Kolostrum hinzuzufügen. Kolostrum von hervorragender Qualität erhalten sie z. B. hier: **www.natuerlich-quintessence.de**. Kolostrum oder Rohmilchbutter enthalten Vitamin B_{12} und einige spezielle Substanzen, die sowohl die Gehirnentwicklung wie auch das Immunsystem des Babys unterstützen.

Mit diesen beiden Zubereitungen hat das Baby eine nahezu perfekte Ernährung mit hochwertigen Proteinen, Vitaminen, Mineralien und anderen Vitalstoffen – und vor allem bekommt es nicht die das Immunsystem belastenden denaturierten Moleküle gekochter Nahrung. Später kann das Kleinkind auch andere Nahrung bekommen und gekochte Nahrung kann hinzukommen, aber in den ersten 24 Monaten sollte die Ernährung komplett aus frischen, rohen Lebensmitteln bestehen. Nach etwa 24 Monaten können auch rohe Eier in den Lubrikator gegeben werden.

Mit der Muttermilch bekommt das Baby zunächst die natürlichste Nahrung, die es geben kann. Leider erfolgt danach meistens ein Übergang zu völlig unnatürlicher Nahrung, was für das Baby ein wirklicher Schock ist. Das Ausspucken der Nahrung aus dem Glas ist eine sehr gesunde und natürliche Abwehrreaktion, ebenso wie der Milchschorf, wenn Produkte aus pasteurisierter Kuhmilch gegeben werden. Wenn wir uns bewusst machen, dass ein Kalb innerhalb von drei Wochen stirbt, wenn es pasteurisierte Milch bekommt, sollte klar sein, dass die normalen Milchmischungen für Babys völlig ungeeignet sind. Die epidemische Verbreitung von Neurodermitis und Allergien im Kleinkindalter sind zu einem großen Teil auf erhitzte Kuhmilchprodukte zurückzuführen, die das Immunsystem des Kindes schwer belasten. Rohe Ziegenmilch oder Schafmilch wären Alternativen, falls erhältlich, aber eine Versorgung mit grünen Smoothies und einem Protein/Fettgemisch aus Hanfsamen, Kokosmus/Rohmilchbutter und eventuell Kolostrum ist sinnvoller und nahezu eine Garantie für eine gesunde Entwicklung des Immunsystems.

Die Ernährung des Kindes

Wenn Kinder in den ersten zwei Lebensjahren durch Stillen und eine Ernährung mit grünen Smoothies und rohen Fetten zelluläre Sättigung erfahren, haben sie eine gute Grundlage, um einen gesunden Ernährungsinstinkt zu entwickeln. Wenn ein Kind etwas älter wird, gibt es in Bezug auf die Ernährung immer die Frage nach der Ausgewogenheit zwischen den Vorgaben der gesunden Ernährung und der natürlichen Neugier des Kindes und dem Ausprobieren von Neuem, Essen bei Freunden etc. Die richtige Mischung zwischen Konsequenz und Toleranz hängt von so vielen individuellen Gegebenheiten ab, dass ich keine pauschalen Empfehlungen geben möchte.

Ich habe Kinder kennengelernt, die emotional in einen extrem unausgeglichenen Zustand kommen, wenn sie Zucker oder Produkte mit künstlichen Zusätzen essen. Ich kenne andere Kinder, die solche Dinge ab und zu essen können und bei einer gesunden Ernährung zuhause dies offensichtlich gut verkraften. Im Allgemeinen ist eine gesunde Ernährung in den ersten zwei Jahren eine gute Grundlage, damit ein Kind durch ein natürliches Genussempfinden generell natürliche Nahrung vorzieht und von künstlichen Produkten nach kurzer Zeit wieder genug hat. Oftmals übt ein unnatürlicher Geschmack anfangs eine starke Stimulation aus, die dann aber sehr schnell in ihr Gegenteil umschlägt. Obwohl dies in der Regel zutrifft, können Gehirn und Nervensystem auch anders auf unnatürlich starke Stimulationen reagieren und süchtig nach ihnen werden. Zucker ist definitiv eine Substanz, die physiologisch süchtig machen kann, das Gleiche gilt für Geschmacksverstärker. Hier müssen Eltern ihre eigenen Kinder gut genug einschätzen, um zu sehen, welches Maß vertretbar ist.

Ein ganz wichtiger Punkt in der Ernährung des Kindes ist die Auswahl der Getränke. Wasser, Kräutertees und mit Wasser verdünnte, frisch gepresste Säfte, z. B. Zitronensaft mit etwas Honig oder rohem Agavendicksaft, oder Orangensaft mit Wasser verdünnt, sollten die Getränke für das Kleinkind sein. Säfte aus der Flasche sind immer pasteurisiert und gewöhnen das Kind an unnatürliche Mengen Fruchtzucker ohne die Enzyme und anderen Vitalstoffe der frischen Frucht. Kein pasteurisierter Saft ist hochwertig, mit dem gesundheitlichen Wert der frischen Früchte, aus denen er hergestellt wurde, hat der Saft aus der Flasche nichts mehr zu tun. Der Gehalt an Fruchtzucker bleibt bestehen, aber die Enzyme und ein guter Anteil der Vitamine werden durch Pasteurisieren eliminiert. Solche Säfte fördern sehr stark das Verlangen nach Zucker in anderer Form und bringen den natürlichen Ernährungsinstinkt des Kindes leicht durcheinander. Gezuckerte Limonaden sind natürlich noch viel verheerender. Solche Getränke sollten so weit wie möglich in der Kinderernährung vermieden werden. Süßstoffe sind kein Zuckerersatz, denn sie können sich sehr nachteilig auf die Gehirnfunktion des Kindes auswirken. Aspartam wurde als chemischer Kampfstoff entwickelt und hat nur aufgrund dubioser Machenschaften eine Zulassung als Lebensmittel. In Getränken für Kinder hat ein solches Gift nichts zu suchen. Süßigkeiten in fester Form, Schokolade, Kuchen, Eis etc. sind meiner Beobachtung nach weniger problematisch, was den Ernährungsinstinkt von Kindern angeht, als die unnatürlich gesüßten Getränke.

Ein besonderes Anliegen ist es mir an dieser Stelle, Eltern darin zu bestärken, dass es völlig normal und natürlich ist, die allgemein akzeptierten Vorstellungen darüber, wie Kinder aufwachsen und ernährt werden sollten, in Frage zu stellen. Es besteht aus meiner Sicht eine völlig verschobene Wahrnehmung in der Gesellschaft darüber, was normal und was extrem ist. Zucker und Chemikalien in Produkten für Kinder sind extrem. Hamburger und Pommes, die in Fett frittiert werden, dass wie Sondermüll entsorgt werden muss, sind extrem. Darauf zu achten, dass die Gesundheit des eigenen Kindes von solchen wahnsinnigen Entgleisungen der Gesellschaft nicht untergraben wird, ist normal und natürlich. Wenn die eigene Ernährung mit Freude praktiziert wird und Kinder Freude am Erleben natürlicher Nahrung vermittelt bekommen, hat dies nicht Extremes an sich. Oftmals gibt es solche Vorwürfe gegen Eltern, die sich anders verhalten, als es dem durch Werbung und aggressive Vermarktungsstrategien sowie Unwissenheit auf Seiten der Medizin geprägten Mainstream der Gesellschaft entspricht. Die Fernsehwerbung sollte nicht bestimmen, was normal und akzeptiert ist, wenn es darum geht, wie Kinder ernährt werden.

Kinder haben einen leichten, spielerischen Zugang zur Natur, wenn dieser auch nur ein wenig gefördert wird. Ein Bestandteil einer kindergerechten Ernährung besteht auch darin, den Zugang des Kindes zur Natur anzuregen. Wenn Kinder die Kräfte der Natur unmittelbar erleben, werden sie auch die Lebensenergie frischer, hochwertiger Nahrung anders fühlen und wertschätzen. Mehr Zeit im Freien zu verbringen, Pflanzen und Tiere kennenzulernen, auch essbare Wildpflanzen zu erkennen und zu pflücken, all dies trägt dazu bei, dass die natürlichen Instinkte des Kindes aufblühen können. In einer Zeit, in der allzu leicht die elektronischen Medien und virtuellen Welten des Cyberspace das Denken und Fühlen von Kindern prägen, ist es wichtig, diese fundamentalen Aspekte der Entwicklung eines Kindes nicht aus den Augen zu verlieren. Eine künstliche Welt für das Denken und die Emotionen wird kaum den Instinkt fördern, natürliche Nahrung zu sich zu nehmen. Wer stundenlang am PC hockt und Computerspiele macht, wird sehr viel eher zu unnatürlicher Stimulation durch unnatürliche Nahrungsmittel neigen als zu grünen Smoothies oder frischem Obst. Dabei ist es immer wieder meine Beobachtung und das Feedback vieler Eltern, dass Kinder es dankbar aufnehmen, wenn ihnen mehr Kontakt mit der Natur angeboten wird. Natürliche Nahrung führt zu einer tieferen Zufriedenheit unserer Zellen und Junk Food verliert schnell an Attraktivität, wenn geschmacklich ansprechende natürliche Nahrung zur Verfügung steht.

Kauen und feste Nahrung

Wenn das Kind in ein Alter kommt, in dem neben grünen Smoothies und Lubrikatoren auch feste Nahrung zum Kauen erforderlich wird, ist es sinnvoll, frisches knackiges Gemüse und Mandeln oder andere Nüsse in den Speiseplan aufzunehmen. Die grünen Smoothies sollten auf jeden Fall als Grundlage der Ernährung weiterhin einen festen Bestand haben. In den ersten fünf Lebensjahren ist es bei fester Nahrung am besten, auf komplexe Zubereitungen zu verzichten, weil der Geschmackssinn in diesem Alter dadurch verwirrt wird. Kinder, die bereits vorher natürliche Nahrung mit grünen Smoothies und rohen Fetten bekommen haben, lieben eine knackige Karotte für sich gegessen viel mehr, als einen Karottensalat mit anderen Zutaten. Frische Gurken, Tomaten, Kohlrabi, Paprikaschoten etc. und frische Früchte können dem Kind angeboten werden und es kann einfach nach Geschmack und Lust auswählen. Bei Paprikaschoten sollten immer die roten, gelben oder orangenen Sorten gewählt werden. Grüne Paprika gibt es nicht wirklich, es handelt sich immer um unreif geerntete Früchte. Konventionell angebaute Paprika sind besonders stark mit Pestiziden belastet, hier ist Bio-Qualität für die Kinder sehr wichtig.

Mandeln, die über Nacht eingeweicht wurden, sind ein hervorragendes Nahrungsmittel für Kinder. Sie sind besonders reich an Folsäure und Kalzium und haben eine stabilisierende Wirkung auf den Blutzucker. Eingeweichte Mandeln können auf diese Weise dazu beitragen, dass ein Kind nicht aufgrund von Blutzuckerschwankungen Lust auf Süßigkeiten bekommt. Die Lust auf Zucker hat selten nur etwas mit dem Geschmack an sich zu tun, meistens verbirgt sich dahinter ein Ungleichgewicht im Körper, das durch zelluläre Sättigung vermieden werden kann.

Frisch geknackte Walnüsse sind förderlich für die Gehirnentwicklung des Kindes und eine der seltenen pflanzlichen Quellen von DHA, einer für das Gehirn besonders wichtigen Fettsäure.

Der Mythos der warmen Mahlzeit: rohe und gekochte Nahrung in der Kinderernährung

Grüne Smoothies, rohe Fette und Protein aus Mandeln, Hanfsamen, Kokosmus, Rohmilchbutter und rohen Eiern sowie frisches knackiges Obst und Gemüse stellen eine komplette Ernährung des Kleinkindes dar. Wenn keine unnatürlichen Reize den Geschmackssinn und das Gehirn stimulieren, gibt es auch kein Bedürfnis nach diesen Reizen und diese einfache, frische Ernährung ist für das Kind zutiefst befriedigend. Viele Mütter haben aber die Vorstellung, ein Kind braucht auch eine warme Mahlzeit am Tag, um richtig versorgt zu sein. Gekochte Nahrung kann ein Bestandteil der gesunden Ernährung für Kinder und Erwachsene sein, aber es gibt keine physiologische Notwendigkeit dafür. Rohe, frische Nahrung ist die Grundlage der Versorgung mit Vitalstoffen und elektrischer Lebensenergie. Proteine werden durch Erhitzung biologisch weniger wirksam, Enzyme werden komplett zerstört und viele Vitamine werden durch Erhitzung reduziert. Das Bedürfnis nach gekochter Nahrung ist zum größten Teil psychologischer Natur und dies kann durchaus ein guter Grund sein, Kochnahrung in die Ernährung einfließen zu lassen. Mit dem

Essen der eigenen Mutter verbinden viele Menschen bewusste und unbewusste Erinnerungen, die damit assoziiert werden, umsorgt und behütet zu sein. Dies ist auch ein nicht zu unterschätzender Aspekt in der Umstellung der eigenen Ernährung, die sich für diese Erinnerungen anfühlen kann, als würde man die Liebe der eigenen Mutter ablehnen. Natürlich tendieren wir auch dazu, die eigenen Erinnerungen an Mutterliebe in Form von Essen auf die eigenen Kinder als ihr eigenes Bedürfnis zu projizieren. Und da fast alle Menschen früherer Generationen mit überwiegend gekochter Nahrung aufgewachsen sind, hält sich der Mythos, dass eine gekochte Mahlzeit am Tag notwendig sei.

Die verschobene Wahrnehmung zum Thema Kochen und Gesundheit kann man am Beispiel der Kartoffel erkennen. Erfahrungsgemäß essen kleine Kinder manchmal instinktiv eine rohe Kartoffel oder ein paar Bissen davon, wenn man sie gewähren lässt. Rohe Kartoffeln enthalten Solanin, ein Saponin, das in größeren Mengen giftig sein kann. Daher wird immer vor dem Verzehr der rohen Kartoffel gewarnt und Schreckensszenarien von Vergiftungserscheinungen werden heraufbeschworen. Tomaten, speziell wenn sie grüne Stellen haben, enthalten auch Solanin und niemand warnt davor. Kochen baut das Solanin ab, produziert aber auch in einer simplen Kartoffel über 450 chemische Verbindungen, die so in der Natur unter normalen Umständen nicht vorkommen. Einige dieser Substanzen, sogenannte AGE's (Advanced Glycation End Products), werden heute zunehmend mit degenerativen Erkrankungen in Verbindung gebracht. AGE's spielen auch eine Rolle in der Entstehung von Diabetes. Diabetes bei Kindern ist ein reales Gesundheitsproblem, Vergiftungen durch rohe Kartoffeln oder Tomaten sind es wohl kaum. Die menschliche Psyche mit ihrer kollektiven Angst vor der Natur fürchtet eine potenziell problematische Substanz in der rohen Kartoffel und übersieht völlig die viel zahlreicheren nachteilig wirkenden Substanzen, die durch die menschliche Intervention entstehen.

Wenn ein Saponin wie das in rohen Kartoffeln enthaltene Solanin für unseren Körper aktuell giftig ist, werden wir den Geschmack einer rohen Kartoffel als unangenehm empfinden. Wenn ein Kind mal ein paar Bissen einer rohen Kartoffel isst, besteht wahrscheinlich ein Zustand, in dem die rohe Kartoffel gesundheitlich vorteilhaft ist und das Solanin ebenso leicht abgebaut werden kann, wie bei einer wohlschmeckenden Tomate. Ich will keine Regeln aufstellen, dass gekochte Kartoffeln nicht in der Ernährung vorkommen sollten, aber in den ersten zwei Lebensjahren sind sie definitiv ebenso wenig sinnvoll, wie andere gekochte Nahrung.

Irgendwann kommt der Zeitpunkt, an dem ein Kind das probieren möchte, was die Erwachsenen oder älteren Geschwister essen oder es will das Essen bei Freunden mitessen. Hier ist eine Offenheit dafür, dass Kinder ihre eigenen Erfahrungen machen müssen, sehr wichtig. Ich habe immer wieder gesehen, wie in Familien, in denen Kinder zu sehr vor gesundheitlich abträglicher Nahrung behütet werden sollten, diese Kinder dann als Teenager und junge Erwachsene in eine übertriebene Rebellion gegen alles Gesunde gehen mussten. Besteht die Ernährung in den ersten zwei Lebensjahren aus Muttermilch, grünen Smoothies, rohen Fetten und anderer Rohkost, ist die Wahrscheinlichkeit groß, dass den Kindern stark denaturierte Produkte ohnehin nicht so gut schmecken werden, dass sie diese ständig haben wollen. Wenn die Basis der Ernährung weiterhin aus grünen Smoothies und rohen Fetten besteht, muss der Körper des Kindes nicht nach unnatürlichen Extremen suchen, um ein Ungleichgewicht auszugleichen.

8

Ernährungsmythen und allgemeine Empfehlungen

Wenn Sie die in den vorangegangen Kapiteln dargelegten Empfehlungen befolgen, wird das Thema Ernährung innerhalb weniger Monate von allen Verwirrungen befreit sein und Ihre Körperintelligenz wird Ihnen den weiteren Weg weisen. Im Folgenden möchte ich noch ein paar allgemeine Empfehlungen geben, die das Erwecken der Körperintelligenz abrunden können. Wenn Sie sich schon eine Weile mit dem Thema Ernährung auseinandersetzen, sind Ihnen vielleicht die hier angesprochenen Punkte bereits gut bekannt. Einige Ernährungsmythen sind weit verbreitet und es kann sich lohnen, sie einmal in Frage zu stellen. Bei den allgemeinen Empfehlungen handelt es sich um Vorschläge, die dazu beitragen *können*, unsere Ernährung von exzessivem Nachdenken und »es richtig machen wollen« zu befreien. Deshalb ist es wichtig, solche Empfehlungen entspannt anzugehen und nicht in eine rigide Form der Selbstkontrolle zu verfallen. Gesundheit geht entspannt und spielerisch oder eben gar nicht!

Der Mythos vom vielen Trinken

Zunächst möchte ich noch einmal wiederholen, dass ich von der pauschalen Empfehlung, viel zu trinken, wenig halte. Ob Wasser wirklich gut im Körper genutzt wird und unsere Zellen wirksam hydriert, hat sehr viel mit unserer Fettzufuhr und der gesamten Ernährung zu tun und nur bedingt mit der Wassermenge, die wir trinken. Der Körper ist nicht einfach ein Sieb, das man mit Wasser »durchspülen« kann, und ebenso wenig ist eine wirksame Entgiftung des Körpers ein simples Durchspülen. Wasser ist zur Entgiftung und als Basis für den Zellstoffwechsel natürlich notwendig, keine Frage. Ein guter Wasserfilter, wie z. B. die verschiedenen Kohleblockfilter, die von diversen Herstellern angeboten werden, sind sehr sinnvolle Bestandteile eines gesunden Haushalts. Bei einer Ernährung mit grünen Smoothies und rohen gesättigten Fetten kann man definitiv seinem Durst vertrauen und im Allgemeinen geht dieser zurück, wenn die Nahrung dem biologischen Design des Körpers entspricht. Gutes sauberes Wasser ist wichtig, die Trinkmenge aber sollte dem Körpergefühl anvertraut werden.

Trinken und Verdauung

Wasser, Tee und andere Getränke, die fast nur aus Wasser bestehen, verdünnen die Verdauungssäfte. Wenn wir zu einer Mahlzeit trinken, verringert sich die Wahrscheinlichkeit, dass ein spezifisches Verdauungsenzym auf das zu verdauende Nahrungsmolekül trifft. In der blumigen Sprache der ayurvedischen oder chinesischen Medizin wird gesagt, dass Wasser das Verdauungsfeuer löscht. Generell ist zu empfehlen, in den 30 Minuten vor einer Mahlzeit und eine Stunde nach einer Mahlzeit nicht zu trinken. Es ist nicht notwendig, daraus ein sklavisches Konzept zu machen, denn bei einer natürlichen Ernährung nimmt die Lust aufs Trinken während der Mahlzeiten ohnehin ab. Durst beim Essen entsteht durch stark dehydrierende Nahrungsmittel wie Mehl, Käse, gegrilltes Fleisch, Kochsalz und künstliche

Lebensmittelzusätze sowie den Mangel an natürlich wasserhaltigen Lebensmitteln. Bei einem Smoothie oder einem Lubrikator wird man ohnehin keinen Durst verspüren. Wenn warme Mahlzeiten einen guten Anteil Gemüse enthalten und auf Fertigprodukte mit künstlichen Lebensmittelzusätzen mehr und mehr verzichtet wird, ist der Verzicht auf das Trinken beim Essen unproblematisch. Wie bei allen Aspekten einer wirklich natürlichen Ernährung wird auch dies zum Selbstläufer. Wer einmal eine Weile auf Getränke zu den Mahlzeiten verzichtet hat, wird merken, dass es sich im Magen besser anfühlt, und von allein dabei bleiben.

Ähnliches gilt für kalte Getränke. Dieser Punkt war für mich früher schwer vorstellbar, denn ich liebte mein Wasser direkt aus dem Kühlschrank. Nachdem ich einige Monate konsequent nichts mehr unter Zimmertemperatur getrunken und mir auch angewöhnt hatte, oft leicht gewärmtes Wasser zu trinken, war der natürliche Körperinstinkt diesbezüglich wieder wach. Heute fühlt sich kaltes Wasser unangenehm im Magen an und ich kann direkt fühlen, wie es Energie kostet, dieses Wasser zu wärmen. Besonders für Menschen mit Verdauungsproblemen ist dies ein wichtiger Punkt. Wer eine Zeit lang warme Getränke trinkt und auf kalte konsequent verzichtet, kann oftmals bessere Verdauung und allgemein ein ausgeglichenes Energieniveau bei sich feststellen.

Eine kurze Bemerkung noch zum Thema Salz: Nachdem vor etwa einem Jahrzehnt das Himalaya-Salz der neue Renner im Naturkostbereich war, wurden alle möglichen Aussagen über dieses Salz gemacht, die es zu einem Wundermittel stilisierten. Inzwischen hat sich herausgestellt, dass die meisten dieser Produkte ihren Ursprung gar nicht im Himalaya haben und viele der Aussagen und angeblichen Studien über Heilwirkungen frei erfunden waren. Dennoch habe ich an einer großen Anzahl von Menschen zwei positive Wirkungen beobachten können, wenn sie ihren Salzkonsum konsequent auf ein Himalaya-Salz umgestellt haben:

■ Ein deutlich verbesserter Wasserhaushalt. Dies zeigt sich z. B. daran, dass Schwellungen in den Fingern, die viele Menschen nach einer normal gesalzenen Mahlzeit haben, nicht mehr auftreten.

Außerdem verringert sich der Durst beim Essen erheblich, wenn Himalaya-Salz verwendet wird. Nach einer Weile kommt einem der Geschmack von Kochsalz unangenehm vor und Kochsalz löst dann erhebliche Durstgefühle aus, als wolle der Körper das Zeug schnell wieder loswerden.

■ Die Lust auf Zucker nimmt ab. Kochsalz scheint eine extreme Yang-Energie zu haben, während Zucker ein extremes Yin darstellt. Wenn wir das Pendel nicht mehr in die eine Richtung bewegen, brauchen wir es auch nicht mehr zum Ausgleich in die andere schwingen zu lassen.

Generell empfehle ich die Salze der Firma Wagner-Design, die ein besonders hochwertiges Salz aus Pakistan vertreibt. Dieses Salz hat einen »weichen« Geschmack im Vergleich zu normalem Kochsalz oder den meisten Sorten Meersalz. Was als Meersalz angeboten wird, ist meistens ein genauso raffiniertes und auf fast reines Natriumchlorid reduziertes Salz, wie das gewöhnliche Kochsalz. Ein gutes Meersalz würde man an einer leicht grauen Farbe erkennen, so wie ein gutes Himalaya-Salz normalerweise ein wenig rosa- oder orangefarben ist. Diese Farbe deutet auf die Präsenz anderer Mineralien hin, wodurch die Wirkung des Salzes harmonisiert wird. (Bezug über **www.wagnerdesign.de**)

Noch einmal: gründliches Kauen ist wichtig!

Gründliches Kauen war ja schon im vorigen Kapiteln Thema. Ich weiß allerdings aus Erfahrung, dass dieser Punkt gerne wieder zu den Akten gelegt wird. In der Theorie stimmt jeder gerne zu, wie wichtig ein gründliches Kauen ist, aber in der Praxis wird es oft vernachlässigt. Deshalb an dieser Stelle eine kleine Erinnerung und Ermunterung, es auch tatsächlich in die Tat umzusetzen.

Wie gut wir Nahrung assimilieren, hängt ganz wesentlich davon ab, dass sie lange genug im Mund verweilt, um vom Gehirn identifiziert zu werden, sodass die richtigen Signale an den Verdauungstrakt weitergegeben werden können. Außerdem hängt damit auch ein psychologischer Aspekt zusammen: In einer Zeit, in der es in so vielen Lebensbereichen um Schnelligkeit und Effizienz geht, soll bei vielen Menschen nach Möglichkeit auch das Essen schnell gehen. Vor einigen Jahren wurde eine statistische Erhebung durchgeführt, der zufolge in Deutschland Menschen im Durchschnitt 17 Minuten mit einer Mahlzeit verbringen – inklusive des Einkaufens und Zubereitens der Lebensmittel. So kann ein wirklich gesundes Nähren des Körpers nicht stattfinden. Grüne Smoothies und Lubrikatoren sind ja schnell zubereitet, insofern kommt dieses Ernährungskonzept dem Bedürfnis nach Zeitersparnis ja bereits entgegen. Aber irgendwo im Tagesablauf muss es auch mal Zeit dafür geben, entspannt zu essen und die Nahrung wirklich zu assimilieren.

Also, wenn Sie bislang das mit dem Kauen überlesen haben … probieren Sie doch einfach mal, bei Ihren nächsten Mahlzeiten die ersten drei Bissen besonders langsam und gründlich zu kauen bzw. einzuspeicheln, wenn es sich um einen Smoothie oder Lubrikator handelt.

Finger weg vom Mikrowellenherd!

Normalerweise stelle ich nicht gerne Verbotslisten beim Thema Ernährung auf. Ein gesundes Körpergefühl wird ohnehin die meisten ungesunden Dinge aufgrund einer Veränderung des Geschmacks- und Lustempfindens beim Essen meiden. Aber für den Mikrowellenherd mache ich hier eine Ausnahme, ich rate sehr dazu, darin kein Essen zuzubereiten und auch keine Getränke zu erwärmen.

Mit einem normalen Herd wird direkte Wärme erzeugt und diese verändert das molekulare Gefüge der Nahrung. Wärme erzeugt molekulare Bewegung, was zu vermehrten chemischen Reaktionen führt. Deshalb ist es wichtig, einen guten Anteil an roher, lebendiger Nahrung zu genießen. Biologisches Leben ist eine hitzeempfindliche Angelegenheit und so wie unser Körper bei über 43 Grad sterben würde, gehen auch wichtige molekulare Lebensträger in unserer Nahrung durch Hitze verloren. Dennoch können die meisten Menschen mit einer Mischung aus roher Nahrung wie Smoothies, Lubrikatoren, frischen Früchten, Nüssen etc. und gekochter/gebackener Nahrung gut auskommen. Reine Rohkosternährung kann zu Heilzwecken oder als Kur sehr sinnvoll sein, manche Menschen betreiben sie auch gerne einfach so auf Dauer. Aber für die meisten im Sozialgefüge der Gesellschaft eingebundenen Menschen ist eine gesunde Mischung aus hochwertigen rohen Lebensmitteln und gekochter Nahrung die beste Lösung. Solange mit einem normalen Herd oder Ofen gekocht bzw. gebacken wird, ist alles im Lot. Mikrowellenherde haben dagegen in einer gesunden Ernährung nichts zu suchen.

Im Mikrowellenherd wird, im Gegensatz zum herkömmlichen Herd oder Ofen, keine direkte Wärme produziert. Die Mikrowellen erzeugen vielmehr eine direkte Bewegung von Molekülen, was sekundär zur Erwärmung führt. Durch diese Umkehrung des natürlichen Vorgangs von Erhitzung, wie er in einem normalen Herd stattfindet, müssen die so induzierten molekularen Bewegungen von einer extremen Intensität sein, um nennenswerte Wärme hervorzubringen. In einer Sekunde werden die Nahrungsmoleküle im Mikrowellenherd 2,5 Milliarden Mal hin und her bewegt. Stellen Sie sich vor, das würde man mit Ihrem Körper veranstalten – Sie gewinnen danach garantiert keine Schönheitskonkurrenz mehr. Solche extremen mechanischen Kräfte führen natürlich zu einer geradezu absurden Verformung von Molekülen. Diese Art der Denaturierung ist viel extremer als alles, was durch direkte Wärme im Herd oder Backofen erzeugt wird. So werden Moleküle auf eine Art strukturell verunstaltet, dass der Körper damit nichts anfangen kann. Jeder Stoffwechselprozess im Körper kann potenziell durch die extrem denaturierten Moleküle aus dem Mikrowellenherd gestört werden. Wie sich dies auf lebende Organismen auswirken kann, ist durch Experimente mit Pflanzen aufgezeigt worden.

Genaue Informationen finden Sie auf **http://www.zentrum-der-gesundheit.de/ia-wirkung-der-mikrowelle.html**

Der Mythos vom gesunden Soja

Sojaprodukte erfreuen sich seit vielen Jahren großer Beliebtheit als angeblich gesunde Alternative zu Fleisch und anderen tierischen Produkten. In Asien wurden Sojapflanzen ursprünglich nicht als Nahrung angebaut. Erst als Techniken der Fermentation von Lebensmitteln entdeckt wurden, begann man mit der Nutzung von fermentiertem Soja als Nahrung. Bis heute werden in Asien etwa 90 % des Sojas in Form von fermentierten Produkten wie Miso, Natto, Tempeh und Sojasauce verzehrt. Dies macht Sinn, denn Fermentation ist der einzige Prozess, der gesundheitlich problematische Substanzen in der Sojabohne entfernt. Im rohen und gekochten Zustand enthalten Sojabohnen Trypsin-Inhibitoren, Hämagglutinine und Phytine, die bei regelmäßigem Verzehr erhebliche Probleme mit sich bringen. Tofu, Sojamilch und diverse andere Sojaprodukte, die nicht fermentiert sind, können sich auf Dauer nachteilig auswirken. Trypsin-Inhibitoren und Hämagglutinine behindern Wachstumsprozesse und stören den Proteinstoffwechsel – Soja ist damit keineswegs eine sinnvolle Proteinquelle. Bei Fütterungsversuchen mit Tieren führen Sojabohnen zu einem Wachstumsstopp der Jungtiere. Phytin behindert die Aufnahme von Mineralstoffen aus der Nahrung. Ich würde definitiv von Soja in der Schwangerschaft und in der Ernährung von Kindern abraten.

Meiner Beobachtung nach können Menschen, die regelmäßig Sojaprodukte essen und gleichzeitig Probleme mit der Schilddrüse haben oder unter allgemeinem Energiemangel leiden, erheblich davon profitieren, wenn sie Sojaprodukte weglassen. Dies gilt wie gesagt nicht für die fermentierten Sojaprodukte Miso, Sojasauce, Tempeh und Natto. Letzteres werden allerdings ohnehin nur Japaner oder hartgesottene Makrobiotiker essen – Natto riecht derart verheerend, dass es in manchen Restaurants in Japan Extra-Räume gibt, in denen Natto serviert wird.

Wie gesund ist Knoblauch?

In der Gesundheitsliteratur werden immer wieder die gesundheitsfördernden Wirkungen von Knoblauch betont. Ich habe einige Menschen getroffen, die auf eine Kur mit einem Knoblauchsud in Zitronensaft schwören und berichten, dass ihre Durchblutung und ihr
allgemeines Energieniveau dadurch deutlich verbessert werden. Viele
Kräuterexperten wie Dr. Richard Schulz sehen in Knoblauch ein sehr
wirksames Mittel zu Verbesserung des Immunsystems.

Auf der anderen Seite ist Knoblauch ein Neurotoxin. Untersuchungen der NASA haben ergeben, dass Knoblauch die Fähigkeit des Gehirns, mit Stresssituationen richtig umzugehen, deutlich herabsenkt.
Dies wurde mir persönlich von einem ehemaligen Kampfpiloten der
US-Luftwaffe berichtet, der später als Ausbilder für Testpiloten der
NASA tätig war. Er sagte mir, dass den Piloten der NASA, die bei
ihren Testflügen außergewöhnliche Belastungen aushalten müssen,
dringend geraten wurde, 72 Stunden vor einem Testflug keinen Knoblauch zu essen. Eine interessante Parallele zu diesen Erkenntnissen
der NASA findet sich in den alten Yoga-Lehren Indiens, die im Knoblauch ein Nahrungsmittel sehen, das innerlich unruhig macht und
nicht empfehlenswert ist für Menschen, die Meditation praktizieren.

Ob die gesundheitlich positiven Wirkungen des Knoblauchs überwiegen oder eher seine unguten Wirkungen auf das Gehirn, ist meiner Einschätzung nach eine individuelle Frage. Für manche Menschen mögen die positiven Wirkungen durchaus überwiegen. Wenn
man Knoblauch braucht, um ein gutes Immunsystem oder eine gute
Durchblutung zu haben, stimmt aber wahrscheinlich etwas nicht mit
der Ernährung, die man praktiziert. Knoblauch mag ein gutes Ge-
würz für Menschen sein, die regelmäßig erhitztes Fleisch essen, da es
der Fäulnisbildung im Darm entgegenwirkt, die durch Fleisch stark
gefördert wird. Auch viele rein vegane Rohköstler essen oft Knoblauch, vermutlich, weil ihrem Körper die schwefelhaltigen Aminosäuren, die eher in tierischem Eiweiß vorkommen, fehlen und der
Körper unbewusst nach konzentrierten Schwefelverbindungen sucht.
Wer die Befreite Ernährung praktiziert, die auf einer Ausgewogenheit

von rohen hochwertigen Aminosäuren aus grünen Smoothies, rohen Eiern und Hanfsamen basiert, gibt es meistens nach einiger Zeit kein starkes Bedürfnis nach Knoblauch. Aber auch hier gilt: Im Zweifelsfall dem eigenen Instinkt folgen. Vielleicht gibt es manche Körper, die auch in der Befreiten Ernährung von Knoblauch profitieren.

Ist gesunde Ernährung nur eine Glaubensfrage?

Manchmal hört man zum Thema Ernährung den Einwand, es sei ja nur eine Frage des Glaubens, was für uns gesund oder ungesund sei. So nach dem Motto »Gedanken schaffen sich ihre eigene Wirklichkeit« wird dann gesagt: »Wenn ich nicht daran glaube, dass Zucker, gehärtete Fette oder Geschmacksverstärker schädlich sind, dann sind sie es auch nicht.«

Wie kommt es dann, dass manchmal Menschen an Pilzvergiftungen sterben? Schließlich wird in solchen Fällen ja der giftige Pilz gegessen, weil er für einen essbaren gehalten wird, es ist also keinerlei Glaube vorhanden, der dem Pilz etwas Böses anhängt. Trotzdem kann z. B. ein Knollenblätterpilz innerhalb von einer Stunde soviel von der menschlichen Leber auflösen, dass der Tod kaum abwendbar ist. Wenn also der Glaube an die Unbedenklichkeit eines giftigen Pilzes diesen nicht unschädlich macht, warum soll das dann bei anderen ungesunden Nahrungsmitteln funktionieren? Unsere innere Einstellung ist sicher wichtig und sich ständig Sorgen über Ernährung zu machen, ist keinesfalls förderlich für die Gesundheit. Aber es ist ebenso wenig sinnvoll, in das extreme Gegenteil zu verfallen und zu ignorieren, dass diese physische Welt auch ihre eigenen Gesetzmäßigkeiten und Wirkungen hat. Einstmals gesunde Naturvölker haben oft die denaturierte Nahrung aus der Zivilisation als eine Art Fortschritt angesehen und geglaubt, sie würde ihnen gut tun. In Wirklichkeit haben sie damit ihre früher so robuste Gesundheit ruiniert und sind ebenso anfällig für degenerative Krankheiten geworden wie die Menschen, die ihnen dieses Unheil in Form von Zucker, Weißmehl, Konserven etc. gebracht haben.

Fasten: Pro und Contra

Fasten ist eine uralte Gesundheitsmaßnahme und eine alte Praxis der spirituellen Vertiefung und Erneuerung. Die natürlicherweise auftretende Appetitlosigkeit bei manchen akuten Erkrankungen ist ein deutlicher Hinweis darauf, dass Nahrungsverzicht eine heilende Wirkung haben kann. Während des Fastens ist der Körper von Verdauungstätigkeit befreit und diese Energie steht nun für Prozesse der Regeneration zur Verfügung. Außerdem wird Fasten als eine effektive Maßnahme zur Entgiftung angesehen.

Wer mit dem Fasten gute Erfahrungen macht, sollte es sicher auch weiterhin praktizieren. Ich sehe heutzutage jedoch auch Nachteile im Fasten, die eher mit den besonderen Umständen der heutigen Zeit als mit dem Fasten an sich zu tun haben. Zunächst einmal halte ich Fasten für eine sehr begrenzte Entgiftungsmaßnahme. Eine wachsende Anzahl von Toxinen, die den menschlichen Körper heutzutage belasten, sind fettlöslich und werden sehr viel besser durch die reichhaltige Zufuhr an rohen gesättigten Fetten entgiftet als durch Fasten. Die Erleichterung des Verdauungstrakts ist vor allem dann sehr wohltuend, wenn man diesen ansonsten überlastet. Wer täglich echten Hunger zulässt und echtes Nahrungsbedürfnis entstehen lässt, überlastet den Verdauungstrakt nicht übermäßig, sodass dieser Vorteil des Fastens nicht so sehr zu Buche schlägt.

Meiner Beobachtung nach sollten Menschen, die in der ayurvedischen Medizin als Vata- oder Pita-Vata-Typen gelten, nicht über einen längeren Zeitraum fasten. Bei dieser Konstitution kann Fasten leicht ein Ungleichgewicht der Lebensenergien bewirken. Dies kann dazu führen, dass Menschen sich während des Fastens vielleicht wohl oder sogar euphorisch fühlen, aber in den Wochen danach energetisch oder gesundheitlich abbauen. Die Vata-Komponente unserer Lebensenergie ist heutzutage durch die Überflutung von Reizen und die allgegenwärtigen elektromagnetischen Felder der modernen Kommunikationstechnologien größeren Belastungen ausgesetzt als jemals zuvor. Diese Faktoren existierten nicht in früheren Zeiten, in denen Fasten als Heilungsmaßnahme geschätzt wurde. Wer nach dem Ayurveda über eine Kapha-Konstitution verfügt, kann möglicherweise sehr vom Fasten profitieren. Ansonsten sind Kuren der reinen Rohkosternährung, bei denen man mehr grüne Smoothies zu sich nimmt und sich nach Herzenslust an rohen gesättigten Fetten satt isst, eine sehr gute Möglichkeit, den Körper zu entgiften und zu entlasten. Manche Freunde von mir machen zweimal im Jahr eine zweiwöchige »Smoothiekur«, bei der sie nichts weiter als reichlich grüne Smoothies, täglich einen Lubrikator und zusätzlich so viel Rohmilchbutteroder Kokosmus, wie sie wollen, zu sich nehmen. Dies kann eine sehr wirksame Zeit für tiefe Reinigung und Erneuerung des Körpers sein, die auch von Vata-Typen problemlos genutzt werden kann.

Ist Alkohol in Maßen wirklich gesund?

Statistisch gesehen leben Menschen, die maßvoll Alkohol trinken, länger als reine Abstinenzler. Daraus wird gerne geschlussfolgert, dass so ein Gläschen Wein wirklich gesund sei.

Was in dieser einfachen Gleichung gerne übersehen wird, ist der Umstand, dass die große Mehrheit des Abstinenzler in westlichen Ländern Menschen sind, die aufgrund erheblicher Gesundheitsprobleme vollständig auf Alkohol verzichten. Trockene Alkoholiker, Patienten mit schweren Lebererkrankungen und Diabetiker machen in westlichen Ländern den größten Teil der strikten Nicht-Trinker aus. Dass nun Menschen, die gesund genug sind, um Alkohol trinken zu dürfen, diesen Teil der Bevölkerung an Langlebigkeit übertreffen, ist wohl kein Wunder. In überwiegend moslemischen Ländern, in denen ein Großteil der Bevölkerung aus religiösen Gründen auf Alkohol verzichtet, sind keine gesundheitlichen Nachteile bei den Abstinenzlern bekannt.

Dann gibt es ja noch das sogenannte »französische Paradox«. Da die Franzosen weniger Herzinfarkte bekommen als z. B. Deutsche, aber mehr Butter und Sahne essen, wird gerne von einem Paradox gesprochen und alle möglichen Wundersubstanzen im Rotwein, wie OPC oder Resveratrol, werden zur Erklärung herangezogen. Dabei ist das französische Paradox nur deshalb ein solches, weil immer noch die irrige Idee verbreitet ist, Butter und Sahne seien gefährliche Fette und würden Herzinfarkte hervorrufen. In Wirklichkeit sind diese Fette unendlich viel gesünder als die Margarine und chemisch verarbeiteten Öle, die in Deutschland wesentlich mehr konsumiert werden als in Frankreich. Generell weist die französische Ernährung mehr traditionelle, wenig verarbeitete Fette wie Butter, Sahne und Olivenöl auf, was eine völlig ausreichende Erklärung für eine bessere Herzgesundheit ist. Die in Deutschland verbreiteten Öle sind häufig bei hohen Temperaturen verarbeitet, was aus einem harmlosen Öl eine chemische Keule macht, die unsere Blutgefäße angreift.

Ist Alkohol in Maßen nun gut oder bereits schädlich? Wenn unter einer maßvollen Menge etwa eine Flasche Wein pro Woche verstanden wird, mag dies für viele Menschen in Ordnung sein. Meine Beobachtung ist allerdings, dass kaum jemand, der zelluläre Sättigung durch die in diesem Buch vorgestellte Ernährung erlebt, noch regelmäßig Alkohol trinkt. Auch in diesem Fall geschieht dies nicht durch eine Willensentscheidung, sondern einfach dadurch, dass Alkohol nicht mehr reizvoll ist, jedenfalls nicht sein regelmäßiger Genuss. Eine Normalisierung der Gehirnfunktion durch zelluläre Sättigung scheint die Lust auf Alkohol von ganz allein, ohne jede bewusste Entscheidung, verschwinden zu lassen.

Der Unsinn des errechneten Nährstoffbedarfs

Ein häufiger Grund des Zögerns, sich in Bezug auf die Gestaltung der Ernährung seinem Körperinstinkt und Appetit anzuvertrauen, besteht in den weit verbreiteten Ideen von einem errechenbaren Bedarf an Nähr- und Vitalstoffen. Der menschliche Körper ist keine Maschine mit exakt berechenbaren chemischen Reaktionen. Eine einzige Zelle in der Retina vollführt ein Vielfaches an Informationstransfer als der größte Supercomputer, den die Menschheit je gebaut hat. Betrachten wir einmal einige der verbreiteten Ideen über die Berechenbarkeit von Kalorien-, Nähr- und Vitalstoffbedarf im Einzelnen:

Kalorien

Eine Kalorie ist die Menge an Wärmeenergie, die benötigt wird, um ein Gramm Wasser von 19,5 auf 20,5 Grad Celsius zu erwärmen. Weit verbreitet, aber komplett unsinnig, ist nun die Idee, dass man anhand von Körpergewicht, Geschlecht und Aktivität berechnen kann, wie viel Kohlenhydrate, Fette und Proteine ein Mensch braucht (dies sind die Nährstoffe, deren im Stoffwechsel umsetzbares Energieniveau in Kalorien angegeben wird). Doch für solche Berechnungen ist der menschliche Organismus viel zu komplex. Bei guter Gesundheit ist er außerdem extrem anpassungsfähig und flexibel in seinem Energieumsatz. Hier ein paar Beispiele, welche die gängigen Kalorienlehren über den Haufen werden:

Professor Masanore Kuratsune, ehemaliger Leiter der medizinischen Abteilung der Universität von Kyushu in Japan, unternahm mit seiner Frau, die zu dieser Zeit ihr Baby stillte, drei Experimente von extremer Kalorienrestriktion, und zwar über 32 Tage, 81 Tage und 120 Tage. Auf der Grundlage von Körpergewicht, Tätigkeit und dem Stillen von Frau Kuratsune hätten beide etwa 2150 Kalorien gebraucht. Sie nahmen während dieser Perioden aber nur 800 Kalorien zu sich. Beide fühlten sich leistungsfähiger als sonst und verloren kein Gewicht. Frau Kuratsune bemerkte, dass ihre Milchproduktion zunahm, anstatt abzunehmen, was jeder Verfechter der konventionellen Kaloriendogmen bei so wenig Nahrung prophezeien würde. Die Kalorienration entsprach dem, was Häftlinge in japanischen Kriegsgefangenenlagern bekamen, die ja für ihre KZ-artigen Zustände berüchtigt waren. Der große Unterschied war einfach der, dass die

Kuratsunes ihre gesamte Nahrung roh zu sich nahmen. Kalorien an sich sind weitestgehend bedeutungslos, wenn nicht die Lebendigkeit der Nahrung, der Vitalstoffgehalt und die bioelektrische Energie berücksichtigt werden.

Dies gilt genauso im umgekehrten Fall einer hohen Kalorienzufuhr. Aajonus Vonderplanitz, der Begründer der Primal Diet, setzt seine Klienten auf eine Ernährung mit einer solchen Menge von Rohmilchbutter und rohen Eiern, bei der die Weight Watchers Ohnmachtsanfälle bekommen würden. Wenn man das Ernährungsprogramm von Aajonus befolgt, isst man eigentlich den ganzen Tag und sehr viel davon ist fettreiche Nahrung. Ich habe diverse Personen kennengelernt, die ihren Körper mit der Primal Diet geheilt und regeneriert haben und dabei täglich 6000 bis 7000 Kalorien zu sich nahmen, ohne Gewicht zuzulegen. Eine solche Kalorienzufuhr wird normalerweise für intensiv trainierende Ausdauersportler oder körperlich schwer arbeitende Menschen veranschlagt. Aber in roher Qualität kann auch ein weniger aktiver Körper große Kalorienmengen verarbeiten, ohne fett zu werden. Dies ist übrigens in der Tierzucht bekannt, jeder Schweinezüchter weiß, dass man Schweine nicht mit rohen Fetten mästen kann – wenn man erreichen will, dass die Tiere ordentlich fett werden, muss man ihnen erhitzte Fette zu essen geben.

Erinnern Sie sich noch an Victoria Boutenko, der wir die grünen Smoothies verdanken? Nachdem die Familie sich auf Rohkost umgestellt hatte, nahmen sie sich eine ordentliche Herausforderung vor, um ihre neugewonnene Gesundheit zu zelebrieren und unter Beweis zu stellen: den Pacific Coast Trail, eine 4200 Kilometer lange Wanderroute von Mexiko nach Kanada. Jedes Jahr versuchen sich etwa 300 Personen an diesem Weg, gegenüber dem der Jakobsweg wie ein kurzer Spaziergang anmutet, und nur die Hälfte kommt durch. Normalerweise verlieren die Wanderer während dieser Tour erheblich an Gewicht, obwohl sie bei jeder Begegnung mit der Zivilisation alles an Essen in sich hineinbefördern, was sie kriegen können. Die Eiskrem-Läden entlang der Route erkennen die Wanderer des Pacific Coast Trails an den Portionen, die sie bestellen…

Die Boutenkos ernährten sich dagegen zu 80 % von wilden Pflanzen, die entlang des Weges wuchsen. Ihre Tagesration betrug im Durchschnitt weniger als 1000 Kalorien. Bei einer körperlichen Leistung von täglich 8 bis 10 Stunden Wandern mit schwerem Gepäck hätten sie eigentlich ein Mehrfaches dieser Kalorienmenge benötigen sollen. Doch selbst bei dieser sehr geringen quantitativen Nahrungszufuhr nahmen sie alle an Gewicht *zu*, anstatt wie alle anderen Wanderer abzunehmen. Die rohe, lebendige und vitalstoffreiche Nahrung machte auch hier den Unterschied.

Einige Bekannte von mir verbringen regelmäßig Zeit in der Sahara und den arabischen Wüstenregionen. Die Nomadenvölker in diesen Gegenden, mit denen sie gut bekannt und vertraut sind, ernähren sich oft monatelang überwiegend von Kamelmilch und Datteln, beides ausgemachte Kalorienbomben. Nomaden in diesen Klimazonen haben relative wenig körperliche Arbeit und treiben keinen Sport. Dennoch sind sie mit einer Kalorienzufuhr von 5000 bis 7000 Kalorien täglich sehr gesund und schlank. Auch ihr Stoffwechsel kann die hochwertige rohe Nahrung offenbar gut verwerten.

Protein

Eine alte Standardformel zur Berechnung des Proteinbedarfs lautet, dass ein Gramm Protein pro Kilogramm Körpergewicht pro Tag notwendig sei. Dieser Standardbedarf wird nach wie vor in vielen Lehrbüchern als gültig dargestellt. Andere Berechnungen gehen auf bis zu 0,2 Gramm pro Tag pro Kilogramm Körpergewicht nach unten. Alle berufen sich auf wissenschaftliche Erkenntnisse, ebenso wie die Verfechter von »High-Protein«-Ernährungssystemen, die das eine Gramm pro Kilogramm Körpergewicht für das reinste Warmduscher-Programm halten und mindestens die doppelte Menge veranschlagen.

Ich habe gesunde, offensichtlich sehr gut mit Protein versorgte Menschen gesehen, und zwar sowohl mit sehr geringen als auch mit sehr hohen Mengen an Protein in ihrer Ernährung. Sie alle aßen einen hohen Anteil an rohen Proteinen und folgten ihrem Appetit und ihren Instinkten. Eine Standardformel zur Berechnung eines Proteinbedarfs macht keinen Sinn. Manche Aminosäuren, wie Tryptophan und Lysin, sind biologisch weit weniger verwertbar, wenn sie erhitzt werden. Wir sterben ja schließlich auch bei Körpertemperaturen über 43 Grad, weil Proteine ab einer bestimmten Temperatur denaturiert werden. So verhält es sich auch mit unserer Nahrung. Eine gute Faustregel ist die, in der täglichen Ernährung mehr rohes als gekochtes Protein zu sich zu nehmen. Mit grünen Smoothies, Lubrikatoren, rohen Hanfsamen, Oliven und anderen hochwertigen proteinreichen Lebensmitteln ist dies leicht möglich, auch wenn man täglich eine warme Mahlzeit oder Brot zu sich nimmt.

Vitamine

Ebenso wie beim Proteinbedarf gehen auch bei den Berechnungen für die als notwendig erachtete Menge von Vitaminen und Mineralstoffen die Meinungen weit auseinander. In mancher deutschen Fachliteratur findet man Angaben zum Vitamin-C-Bedarf, die in den USA bestenfalls als ausreichend angesehen werden, der besonders drastischen Manifestation schwersten Vitamin-C-Mangels, dem Skorbut, vorzubeugen. In der amerikanischen Fachliteratur finden sich Empfehlungen von 100, 200 und sogar 500 mg pro Tag. Darüberhinaus gibt es manche, die die Meinung vertreten, dass wir Menschen einer Mutation zum Opfer gefallen sind und deshalb kein körpereigenes Vitamin C mehr produzieren können, was nur durch die Einnahme von 2000 bis 3000 mg pro Tag ausgeglichen werden kann. Anhänger dieser Theorie verweisen gerne auf Linus Pauling, ihren Begründer, dessen hohes Alter von 96 Jahren seine Vitamin-C-These belegen soll. Leider verstarb jedoch seine Ehefrau nur drei Jahre nach Beginn ihrer Einnahme von hochdosiertem Vitamin C an Magenkrebs, was den Kritikern des synthetischen Vitamin C Argumente liefert.

Was in all diesem Chaos übersehen wird, ist zunächst einmal die Tatsache, dass kein Vitamin im Körper allein funktioniert. Schon die Bezeichnung »Vitamin« ist irreführend, denn sie stammt aus einer Zeit, als es eine bahnbrechende neue Erkenntnis war, dass es noch mehr gesundheitsrelevante Stoffe in der Nahrung gibt als Fette, Proteine und Kohlenhydrate. Alles, was von 1912 bis 1940 in der Vitalstofffforschung entdeckt wurde, bekam die Bezeichnung Vitamin. Je nach Definition wird heutzutage meistens von 13 Vitaminen gesprochen, während eine großzügigere Auslegung des Begriffs dazu führt, dass manche Experten über 20 Substanzen als Vitamine bezeichnen. Seitdem die Ernährungsforschung die Phytosubstanzen beachtet, die zur Zeit der frühen Vitaminforschung noch völlig unbekannt waren, gibt es Schätzungen, dass es etwa 40.000 für unsere Gesundheit relevante Stoffe in pflanzlicher Nahrung geben könnte. Was bislang chemisch definiert und in Wirkungen und Wechselwirkungen erforscht ist, stellt nur einen Bruchteil dessen dar, was zu Recht als »Vitamine«, also als Lebenssubstanzen bezeichnet werden könnte. Die für uns wichtigen Substanzen der Nahrung wirken aber nicht isoliert, sondern durch ein unglaublich verzweigtes Netzwerk von Wechselwirkungen untereinander. Ein guter Vergleich ist der mit einem großen Orchester, in dem das Zusammenspiel aller Instrumente eine Symphonie ergibt. Einzelne Vitamine zu beachten wäre vergleichbar damit, nur die Lautstärke und die Tonlage einiger weniger Instrumente zu beachten. Einzelne Vitamine in hoher Dosis einzunehmen, wäre so, als würde man einige Instrumente mit einem Mikrophon massiv verstärken und andere nicht. Auf die Harmonie des gesamten Klangs wirkt sich dies ebenso wenig positiv aus, wie die Einnahme nur eines Bruchteils der relevanten Substanzen, welche die großartige Symphonie unseres Stoffwechsels hervorbringen.

Zelluläre Sättigung zu erreichen und dann dem Körpergefühl zu folgen, ist ein wesentlich zuverlässiger Weg, die Deckung des Vitalstoffbedarfs zu gewährleisten, als Berechnungen im Milligramm-Bereich anzustellen. Natürliche Nahrung enthält eine unglaubliche Menge an in ihrer Wirkung ineinandergreifenden Substanzen, die wir vielleicht nie in ihrer Vollständigkeit wissenschaftlich erfassen werden. Die Erfahrung zellulärer Sättigung ist aber völlig überzeugend und kann uns das Vertrauen in die Genialität der Natur zurückgeben, die für uns besser sorgt als alle menschlichen Überlegungen.

9

Argumente für und gegen eine vegetarische Ernährung

Das nun folgende Kapitel richtet sich vor allem an Leser, die sich mit dem Thema vegetarische oder vegane Ernährung beschäftigen oder die bereits überzeugte Vegetarier oder Veganer sind.

Im Alter von 23 Jahren schrieb ich ein Buch mit dem Titel »Ernährung für Mensch und Erde«. Ich wurde als Teenager aus tiefer Überzeugung Vegetarier und dieses Buch war u. a. ein Plädoyer für eine vegetarische und auch durchaus für die vegane, also rein pflanzliche Ernährung. Vegetarismus war damals ein Thema, das eine große Verbreitung fand. Die überzeugenden ethischen und ökologischen Argumente fanden breiten Anklang, vegetarische Angebote waren plötzlich überall in der Gastronomie zu finden und pro-vegetarische Autoren erfreuten sich wachsender Beliebtheit. Die natürliche Affinität zu Tieren als Spielgefährten, die wir bei Kindern beobachten, die anatomischen und physiologischen Ähnlichkeiten des Menschen mit den Primaten und die Unterschiede zu den Raubtieren sowie die Tatsache, dass kein Tier die Milch anderer Tiere trinkt, und viele weitere Argumente schienen klar aufzuzeigen, dass eine rein pflanzliche Ernährung die beste und natürlichste für den Menschen sei. Besonders die vegane Rohkost wurde von vielen Autoren, auch von mir, als ideale menschliche Ernährung dargestellt.

Durch viele Jahre der Beobachtung von Veganern, Ex-Veganern, Kindern und Enkelkindern von Veganern sowie einer neuen Bestandsaufnahme der Ernährung von gesunden Naturvölkern und von Primaten ist für mich ein differenziertes Bild entstanden, das die vielen guten Argumente für eine vegetarische Ernährung und eine Kritik an der rein pflanzlichen oder veganen Ernährung vereint.

Zunächst möchte ich einige wesentliche Argumente für eine vegetarische Ernährung bzw. für eine Reduzierung des Konsums an Fleisch, Fisch, Geflügel ansprechen:

Mitgefühl und die natürliche Beziehung von Mensch und Tier

Zahlreiche Untersuchungen haben ergeben, dass die Wahrscheinlichkeit, dass ein Kind sich zu einem sozial gesunden, beziehungsfähigen Erwachsenen entwickelt, direkt mit dem Mitgefühl korreliert, welches das Kind für Tiere empfindet. Umgekehrt ist Grausamkeit gegenüber Tieren im Kindesalter ein wesentlicher Indikator dafür, dass dieses Kind im Erwachsenenalter gewalttätig gegenüber Mitmenschen und wahrscheinlich kriminell wird. Jedes Kind liebt es, im Wald Beeren zu pflücken oder ein eigenes Gemüsebeet zu bestellen. Wohl niemand, der noch bei Verstand ist, würde sein fünfjähriges Kind zu einem netten Sonntagsausflug in einen Schlachthof führen.

Diese Punkte zeigen auf, dass der Mensch in seinem natürlichen Zustand Tiere als Freunde erlebt und mit ihnen fühlt. Naturvölker, die von der Jagd leben, haben normalerweise eine tiefe Achtung vor den Tieren, die sie jagen. Indianische Völker haben z. B. im Herbst die Rehe gejagt, die sie nach ausgiebiger Beobachtung für diejenigen hielten, die die geringsten Überlebenschancen für den kommenden Winter hatten. So standen für die anderen Rehe mehr Reserven an Futter zur Verfügung und der Eingriff des Menschen in die Natur war kein insgesamt zerstörerischer. Dankeszeremonien, die sich an die Seelen der erlegten Tiere richteten, waren bei vielen Naturvölkern bekannt. Doch wir zivilisierten Menschen sind weit von diesen natürlichen Rhythmen entfernt. Allein schon aufgrund der Bevölkerungsdichte könnten wir den Fleischverbrauch in zivilisierten Ländern gar nicht mehr durch Jagd wilder, in Freiheit lebender Tiere decken. So werden Tiere dann zu Objekten degradiert, die nur gezüchtet werden, um als Fleischquelle zu dienen. Die Massentierhaltung, die immenses Leid erzeugt, ist wahrscheinlich notwendig, um ein dichtbesiedeltes Land wie Deutschland mit Fleisch zu versorgen. Dies wirft allerdings die berechtigte Frage auf, ob Fleisch unter diesen Umständen wirklich als Grundnahrungsmittel notwendig oder eher als Luxus zu betrachten ist. Nur weil wir Tierfabriken und Schlachthöfe hinter hohen Mauern verstecken, ändert es nichts daran, dass wir mit dem Ursprung unserer Nahrung verbunden sind, wenn wir sie essen.

Ökologische Aspekte

In der freien Natur ist die Menge an Fleisch, die einem Jägervolk zur Verfügung steht, dadurch reguliert, dass Tiere nur in dem natürlichen Verhältnis zu ihren Lebensressourcen existieren können. In der modernen Tierhaltung ist dieses Verhältnis völlig gestört, denn auf kleinem Raum kann eine Anzahl von Tieren gehalten werden, die es in der Natur nie geben könnte. Allein das Verhältnis von pflanzlichem Futter zu erzeugtem Fleisch beträgt etwa sieben zu eins, d. h. für ein Kilo Fleisch werden sieben Kilo Pflanzennahrung als Futter verbraucht, die natürlich auch angebaut werden müssen und Ackerboden, Energie und Wasser verbrauchen. Viele Autoren haben darauf hingewiesen, dass eine vegetarische Ernährung oder auch nur ein Rückgang des Fleischverzehrs ein immenses Potential darstellt, wieder mehr natürliche Biotope und Urwälder entstehen zu lassen. Dazu kommen die verheerenden Mengen an Ammoniak, die durch die ihrerseits gigantischen Mengen an Tierkot in der Massentierhaltung anfallen. Ammoniak führt oftmals dazu, dass in der Nähe von Massentierhaltungsbetrieben die Bäume krank werden. Ein dicht bevölkertes Land auf ökologisch verträgliche Weise mit Fleisch zu versorgen, wäre wohl nur möglich, wenn der Fleischverzehr erheblich sinkt.

Fisch ist in manchen Ländern, die wenig Sonne und viel Küste haben, ein notwendiges Nahrungsmittel. Die Bevölkerungen von Island oder Norwegen wären ohne Fisch sicher schwer zu ernähren. Der traditionelle Kutterfang, der die an der Küste lebende Bevölkerung mit Fisch versorgt, hätte sicher nie das ökologische Gleichgewicht der Meere ins Wanken gebracht. Die »moderne« Methode des Fischfangs mit großen Treibnetzen hat die Meere jedoch derart rapide leergefischt, dass viele bekannte Speisefische in einigen Jahrzehnten ausgestorben sein werden, wenn hier nicht ein Umdenken stattfindet. Regelmäßig Seefisch zu essen ist ganz sicher nicht umweltverträglich.

In einer überbevölkerten Welt sind Fleisch, Geflügel und Fisch als regelmäßig verzehrte Grundnahrungsmittel eine immense Verschwendung von Ressourcen. Als Dänemark im Ersten Weltkrieg durch eine Handelsblockade gezwungen war, alle landwirtschaftlichen Ressourcen optimal zu nutzen, wurde Fleisch zu einem selten gegessenen Luxusprodukt, die Bevölkerung wurde auf eine weitestgehend vegetarische Ernährung mit vielen frischen Erzeugnissen gesetzt. So konnte Dänemark nicht nur diese Krisenzeiten ohne Hungerepidemie überstehen (was bei Beibehaltung des vorher üblichen Fleischkonsums unmöglich gewesen wäre), die Bevölkerung war auch so gesund wie nie zuvor oder danach in der dänischen Geschichte und die Sterblichkeitsrate ging erheblich zurück. Vielleicht bringt uns die kollektive ökologische Krise in der zivilisierten Welt eines Tages an den Punkt, an dem wir ganz natürlich zu einer überwiegend vegetarischen Ernährung finden und überrascht feststellen, dass uns an nichts fehlt.

Gesundheit

Es gab zu allen Zeiten gesunde Völker, die regelmäßig Fleisch (oder Fisch) gegessen haben, und gesunde Völker, die weitestgehend vegetarisch gelebt haben. Aber der qualitative Unterschied zwischen Fleisch von gesunden Wildtieren, das ein Jägervolk verzehrt, und den Produkten der modernen Tierhaltung ist in etwa so groß wie der zwischen einer gartenfrischen Tomate und einer Flasche Ketchup. Fleisch von Zuchttieren ist wesentlich vitalstoffärmer, enthält wesentlich weniger Mineralstoffe, Vitamine und Enzyme als das Fleisch von Wildtieren. Unnatürliches Futter, Medikamente und wachstumsfördernde Mittel machen Fleisch aus dem Supermarkt zu einer Art Apotheke mit Tombola-Charakter, man greift mal hinein und schaut, was dabei herauskommt.

Im Übrigen ist die heutige sitzende Lebensweise mit etwas Ausgleichssport viel weniger geeignet, die hohen Konzentrationen an Purinen und Histamin auszugleichen. Ein Leben in freier Natur mit den entsprechenden körperlichen Anforderungen mag den Körpern von Jägervölkern die notwendigen Voraussetzungen geben, um mit Fleischnahrung richtig umzugehen. In der modernen zivilisierten Welt kann Fleisch leicht zu Überreizungen des Nervensystems führen, was ich in zahlreichen Fällen dadurch bestätigt fand, dass Klienten nach einer Umstellung auf vegetarische Ernährung besser schliefen, innerlich ausgeglichener waren und wesentlich gelassener auf schwierige Situationen im Leben reagierten.

Fleisch wird ja gerne als »ein Stück Lebenskraft« bezeichnet. Meiner Beobachtung nach stimmt dies in einer gewissen Hinsicht – Fleisch aktiviert im Menschen möglicherweise eine aggressive Form von Energie. Zu diesem Punkt habe ich einmal ein interessantes Interview über die Ernährungsgewohnheiten von Rickson Gracie gelesen. Rickson Gracie war lange Zeit der erfolgreichste Kämpfer in Mixed Martial Arts, der wohl härtesten Kampfsportart, in der Wettkämpfe ausgetragen werden, und in der neben Schlägen und Tritten auch Würgegriffe, Armhebel und andere Nettigkeiten erlaubt sind. Während seiner aktiven Wettkampflaufbahn wurde er einmal eingehend zu seinen Ernährungsgewohnheiten befragt. Er sagte, dass er zweimal im Monat Fleisch esse, um die aggressive Energie für diese Art von Wettkämpfen zu haben, dass er aber nach Beendigung seiner Laufbahn sofort aufhören würde, Fleisch zu essen, weil er wisse, dass es der Gesundheit nicht gut tut.

Eine ähnliche Beobachtung habe ich mit einem früheren Klienten gemacht, der einmal zu den besten Zehnkämpfern der Welt gehörte. Er wurde noch während seiner aktiven Laufbahn Vegetarier und erlebte einen Quantensprung in seiner Gesundheit und seinem Wohlbefinden. Zum ersten Mal erlebte er einen Winter ohne Erkältungen, er hatte weniger Muskelverhärtungen und er fühlte sich insgesamt wesentlich besser. Aber er merkte auch, wie die Aggression, mit der er sich bis dahin zu Top-Leistungen geputscht hatte, langsam schwand. Bald darauf beendete er seine aktive Laufbahn.

In unserer Welt werden Kampf und Aggression gerne mit Stärke gleichgesetzt. Wer dies so empfindet, wird sich sicher auch durch die Wirkungen von Fleisch gestärkt fühlen. Aber vielleicht gibt es eine andere Art der sanfteren Stärke, die dadurch eher verdeckt wird. Rickson Gracie sah es als wesentlich an, Fleisch zu essen, um einen Gegner in einem harten körperlichen Kampf zu besiegen. Mahatma Gandhi sah die vegetarische Ernährung als wesentlich an, um die innere, gewaltfreie Stärke zu haben, sein Volk zu befreien. Welche Stärke ist die größere?

Argumente gegen vegetarische Ernährung

Die Argumente gegen eine vegetarische Ernährung, die nach vielen Jahren der Beobachtung von Vegetariern, Veganern sowie ehemaligen Vegetariern und Veganern nähere Betrachtung verdienen, betreffen im Wesentlichen zwei Bereiche:

- Gesundheitliche Bedenken. Dies gilt eigentlich nur für die vegane, also rein pflanzlich Ernährung, da eine vegetarische Ernährung unter Einbeziehung tierischer Produkte wie Rohmilchbutter oder rohen Eiern keine Mangelerscheinungen hervorruft.

- Die Relativität aller Versuche des modernen Menschen, ein ethisch korrektes Leben zu führen.

GESUNDHEITLICHE BEDENKEN BEI VEGANER ERNÄHRUNG

Als ich mich mit der veganen Ernährung beschäftigte, wollte ich gerne belegen, dass sie gesundheitlich unbedenklich oder sogar vorteilhaft ist. Genau hier liegt aber ein blinder Fleck der ethisch motivierten Sichtweise auf das Thema Ernährung. Wenn man die tiefe Überzeugung in sich trägt und fühlt, dass eine Ernährung, für die Tiere in keiner Weise ausgebeutet werden, die ethisch korrekte ist, wird man kaum objektiv auf die gesundheitlichen Aspekte schauen. Ich habe mich selbst durch empirische Beobachtung davon überzeugen müssen, dass wir Menschen nicht für die vegane Ernährung geeignet sind (es mag Ausnahmen geben), habe aber sehr selten bei Veganern die Offenheit erlebt, solche Beobachtungen wirklich ernst zu nehmen. Tatsache ist, dass kein naturverbundenes und gesundes Volk, von dem wir wissen, jemals vegan gelebt hat. Naturvölker ziehen meistens eine Mischung aus pflanzlicher und tierischer Nahrung vor. Vegane Ernährung ist eine Idee von zivilisierten Menschen und unter natürlichen Lebensbedingungen nicht durchführbar. So sind unter wirklich natürlichen Bedingungen Insektenlarven ein völlig normaler Bestandteil einer menschlichen Ernährung. Wenn Früchte wirklich am Baum reifen und nicht unreif gepflückt sind, enthalten sie unter der Schale die Larven von Insekten, die diese kurz vor der Reife in die Frucht injizieren. In tropischen Gegenden sind z. B. Mangos kurz vor der Reife schwarz von Insekten, die ihre Eier unter die Schale abgeben.

Da es nie eine vegane Ernährung über Generationen hinweg gegeben hat und Menschen instinktiv zu einem gewissen Anteil an tierischer Nahrung greifen, wenn sie zur Verfügung steht, kann davon ausgegangen werden, dass manche Substanzen durch pflanzliche Kost allein nicht optimal zugeführt werden können. Eine wichtige Substanz, auf die das zutrifft, ist funktionales Vitamin B_{12}, das durch Mikroorganismen produziert wird, die natürliche Symbionten der meisten Säugetiere sind. Wir haben bei einer gesunden Darmflora diese Mikroorganismen in unserem Körper, allerdings im Dickdarm, der keine Vitamine resorbieren kann. Pflanzenfressende Säugetiere essen einen Teil ihres eigenen Kots, möglicherweise ist Vitamin B_{12} der Grund dafür. Da wir Menschen wohl ungern zu dieser Praxis übergehen würden, müssen wir Vitamin B_{12} durch Nahrung zu uns nehmen. Die Mikroorganismen, die wirksames Vitamin B_{12} produzieren, sind in der natürlichen Flora von Tieren zu finden, weshalb tierische Nahrung aller Art dieses Vitamin enthält. Lange Zeit wurde vermutet, dass eine Untersuchung der Blutserumwerte von Vitamin B_{12} Aufschluss über eine ausreichende Versorgung gibt. In älteren Büchern über vegane Ernährung findet man häufig Hinweise auf solche Untersuchungen, die gezeigt haben, dass Veganer oft gute Blutserumwerte aufweisen. Mittlerweile hat sich aber herausgestellt, dass nur eine Urinuntersuchung von MMA (Methylmalonsäure), einem Stoffwechselprodukt von Vitamin B_{12} im Körper, wirklich aussagekräftig ist. Bei dieser Untersuchung zeigen über 80 % aller Veganer deutliche Mangelerscheinungen. Eine wichtige Erkenntnis in diesem Zusammenhang betrifft die sogenannten Vitamin-B_{12}-Analoge. Dies sind Moleküle, die dem wirksamen Vitamin B_{12} so ähnlich sind, dass sie oft als damit identisch angesehen werden, aber eben nicht die biologischen Funktionen des echten Vitamins ausführen können. Solche Analoge sind z. B. in fermentierten Nahrungsmitteln wie Sauerkraut oder Tempeh zu finden. Wenn kein echtes Vitamin B_{12} aus tierischer Nahrung vorhanden ist, können solche Analoge sogar eine Mangelerscheinung begünstigen. In meiner Beobachtung entwickelt ein signifikanter Prozentsatz der Veganer nach vielen Jahren Neuropathien, die eine typische Mangelerscheinung von Vitamin B_{12} darstellen. Kinder von zwei veganen Eltern bilden oftmals ihre Knochen nicht richtig aus und sind sehr zart gebaut. Dies ist nicht immer so einfach einzuordnen, denn vegane Kinder sind auf der anderen Seite in vielerlei Hinsicht gesünder als Kinder, die mit der üblichen Ernährung der Durchschnittsbevölkerung aufwachsen. Vegan lebende

Eltern sind ja üblicherweise generell sehr gesundheitsbewusst, machen oft Hausgeburten und lassen ihren Kindern viel Gutes zukommen. Dennoch zeigen sich die Mängel einer veganen Ernährung an den Knochen- und Kieferstrukturen von Kindern und dann besonders, wenn Veganer der zweiten Generation selbst Kinder haben wollen. Die Zeugungsfähigkeit von vegan aufgewachsenen Menschen ist deutlich reduziert, es gibt auffallend oft Probleme mit Unfruchtbarkeit, die sehr bald verschwinden, wenn etwas tierische Nahrung, wie z. B. rohe Eier in die Ernährung aufgenommen wird. Wenn die Natur bei einer bestimmten Ernährungsweise einen Riegel vor die Fortpflanzung schiebt, ist es unwahrscheinlich, dass dies die natürliche Nahrung für den Menschen ist.

Vermutlich gibt es viele weitere Faktoren als nur das Vitamin B_{12}, die wir aus tierischer Nahrung brauchen. Vitamin A, Zink und schwefelhaltige Aminosäuren können ebenfalls in der veganen Lebensweise mangelhaft vorhanden sein. Das Cholin in rohen Eiern ist zwar kein absolut notwendiger Nährstoff für den Menschen, erleichtert aber die Produktion an körpereigenem Acetylcholin erheblich. Aber über diese benennbaren Nähr- und Vitalstoffe hinaus mag es auch energetische Aspekte der tierischen Nahrung geben, die für uns, zumindest in kleinen Mengen, wichtig sind.

ETHISCHE BEMÜHUNGEN UND RELATIVITÄT

Ich achte in meinem Leben darauf, ein Konsumverhalten zu praktizieren, das die Ressourcen der Erde schont und die Misshandlung von Tieren oder Menschen nicht allzu sehr fördert. Ich bin mir aber auch sehr bewusst, dass ich in einer vernetzten Welt lebe und nicht auf meiner privaten Insel und dass meine Bemühungen in dieser Richtung nicht perfekt sein können. Manchmal habe ich Veganer kennengelernt, die keinen Honig benutzen würden, weil sie die Bienen nicht ausbeuten wollen, die aber gerne im Thai-Restaurant Tofu und Basmati-Reis essen. Wer einmal in Asien gesehen hat, welchen ökologischen Schaden die Felder für den teuren Export-Reis dort anrichten, wird wohl kaum glauben, dass eine rein pflanzliche Mahlzeit mit solchem Reis ethisch wertvoller ist als Honig. Auch die wirklich überzeugten Veganer, die mir begegnet sind, fuhren Auto und fast alle Automarken haben bis vor wenigen Jahren Crashtests mit Tieren durchgeführt. Ich führe diese Beispiele an, um aufzuzeigen, dass eine ethisch perfekte Lebensweise wohl illusorisch ist. Diese Erkenntnis soll keinesfalls positive Bemühungen um eine harmonische, ethisch wertvolle Art zu leben als nichtig erklären. Aber als Bewohner einer vernetzten zivilisierten Welt ist es für uns kaum möglich, einen Teilbereich des Lebens wie die Ernährung isoliert zu betrachten und zu glauben, hier seien wir nun ethisch auf der einwandfreien Seite.

Das Leben selbst macht aus dem Thema Tod kein Tabu. In freier Wildbahn leben Tiere ein würdevolles, freies Leben und die meisten Arten sind auch gleichzeitg Nahrung für andere Tiere. Wir Menschen haben uns so weit von den Zyklen der Natur entfernt, dass Tiere ebenso wie viele Menschen ein leidvolles, unwürdiges Leben führen. Wir werden diesen Zustand nicht aufheben, indem wir uns in unserer Ernährung weiter von der Natur weg in Richtung eines Ideals entfernen, das unter natürlichen Lebensumständen gar nicht durchführbar ist. Eine rein pflanzliche Ernährung ist schon deshalb nur in der Zivilisation denkbar, weil z. B. Insektenlarven, wie oben bereits ausgeführt, in pflanzlicher Nahrung vorkommen, es sei denn, es finden unnatürliche menschliche Eingriffe wie das Ernten vor der Reife statt. Wenn eine vegane Ernährung in der zweiten und dritten Generation die Fruchtbarkeit des Menschen einschränkt, ist dies ein deutlicher Hinweis darauf, dass dies nicht dem natürlichen Design des Menschen entspricht.

Zusammenfassung von *Argumente für und gegen eine vegetarische Ernährung*

- In der heutigen Zeit artfremder Tierhaltung und extremer Überbevölkerung unseres Planeten ist eine Reduktion des Fleischverbrauchs sinnvoller als jemals zuvor. Wenn alle Menschen weltweit die Menge an Fleisch, Fisch und Geflügel zu sich nehmen würden, die in den reichen Industrienationen normal sind, wären die Ressourcen der Erde in etwa zwei Jahren so aufgebraucht, dass der völlige ökologische Kollaps die Folge wäre.

- Mitgefühl mit Tieren ist eine wesentliche Komponente eines fühlenden, verantwortungsvollen Menschen und von ganz wesentlicher Bedeutung für die Entwicklung von Kindern. Generell würde die Menschheit von einer Reduktion des Fleischverbrauchs und einer Rückkehr zu artgerechteren Formen der Tierhaltung profitieren, auch auf der individuellen gesundheitlichen Ebene.

- Gleichzeitig sollten wir das biologische Design des menschlichen Körpers beachten und nicht eine idealisierte Sichtweise einnehmen, die eine rein pflanzliche Ernährung für den Menschen propagiert. Wir benötigen offensichtlich die Geschenke sowohl des Pflanzen- als auch des Tierreichs, zumindest in einem gewissen Ausmaß, um körperlich gesund zu sein. Die Annäherung an eine vegetarische Ernährung, in der Platz für hochwertige Lebensmittel wie Rohmilchbutter oder rohe Eier ist, kann zu einer gewissen Ausgewogenheit führen.

- Würden alle Menschen ihre Ernährung so gestalten, wäre die ökologische Entlastung unseres Planeten immens, degenerative Erkrankungen (und damit die im Tierversuch getesteten Pharma-Produkte) würden deutlich reduziert werden und Tierhaltung könnte wieder so praktiziert werden, dass Tiere ein würdevolles Leben führen, auch wenn sie zur menschlichen Ernährung beitragen.

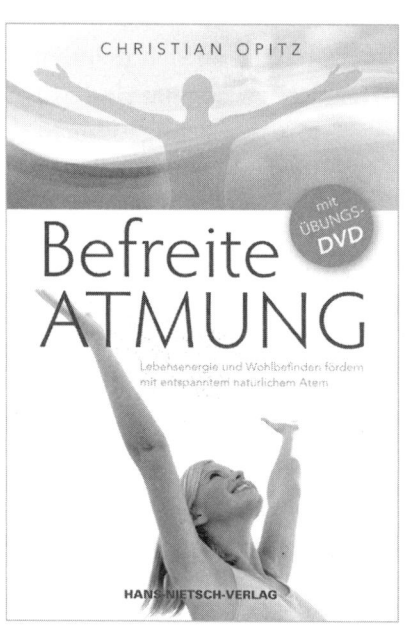

Lebensenergie und
Wohlbefinden fördern
mit entspanntem,
natürlichem Atem

128 Seiten, Broschur
ISBN: 978-3-86264-200-7
19,90 €

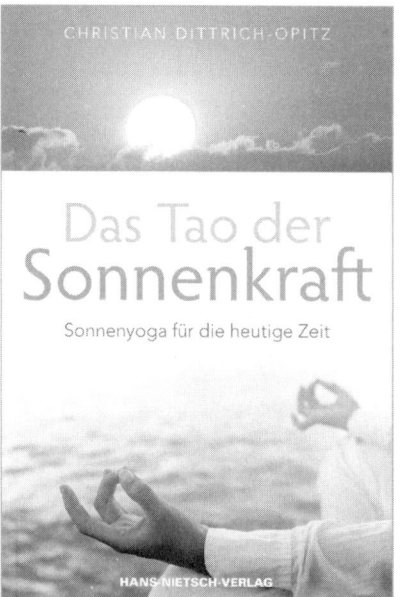

Sonnenyoga für
die heutige Zeit

133 Seiten, Broschur
ISBN: 978-3-86264-227-4
14,90 €